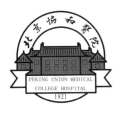

U0236692

医生说

北京协和医院 —— 著

2

坚持做好这些事
健康生活一辈子

人民卫生出版社
·北京·

编委会

主　编	张抒扬　吴沛新	

副 主 编　柴建军　向炎珍　韩　丁　吴文铭　杨敦干
　　　　　　彭　斌

编　　者（按姓氏笔画排序）

于　康	王　含	王青海	朱丽明	朱园园
刘　颖	刘欣燕	刘震宇	严晓伟	严雪敏
李　宁	李　莹	李　梅	李　冀	李宏军
李单青	李思哲	杨爱明	邴钟兴	肖新华
吴群励	张　娣	张顺华	陈　伟	陈　罡
陈　峰	茅江峰	林国乐	赵继志	姜　南
晋红中	翁习生	高　鹏	崔丽英	彭　斌
彭　澎	葛　瑛	董海涛	焦　洋	谢洪智
谭先杰	潘　慧			

秘　　书　陈明雁　王　璐

美术编辑　熊猫医学

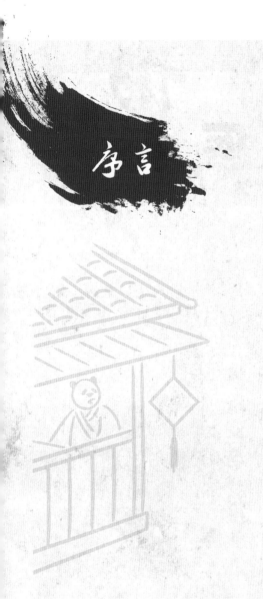

序言

百年协和，一切为民，为病人提供更有质量、更有温度的服务是协和人永恒的价值追求。

回首百年，时代在变化，协和人"以人民为中心，一切为了患者"的初心始终未变。上世纪 20 年代，杨济时、朱季青、贾魁、诸福棠、李瑞林、胡传揆和陈志潜等一批有理想的协和青年成立"丙寅医学社"，创办《医学周刊》，开启了中国早期医学科普的探索与实践。30 年代，中国首位南丁格尔奖章获得者王琇瑛组织编写了《卫生广播讲演集》，成为第一个在广播电台宣讲卫生知识的护士。60 年代，林巧稚等医学大家参加巡回医疗队时组织编写了《农村妇幼卫生常识问答》等科普读物。80 年代以来，众多协和专家在电视上宣讲疾病防治知识。如今，蓬勃发展的新媒体技术，使协和人与百姓的心贴得更近。

真正的医学，有着科学的光彩，更散发着人性的光辉。秉承"严谨、求精、勤奋、奉献"的协和精神，我们用科学的精神、严谨的态度、通俗的形式来传播专业的医学知识，努力离百姓近一点，再近一点。

2019 年底，由北京协和医院组织编写的《协和医生说：坚持做好这些事 健康生活一辈子》医学科普图书出版，迅速登上各大书店健康科普类图书畅销榜，成为"学习强国"等网上书城的封面推荐图书，获评"2020年向全国老年人推荐优秀出版物""中华预防医学会2020年度优秀科普作品"等荣誉，深受广大读者的喜爱，在社会上产生了广泛影响。

作为百年协和送给百姓的健康礼物，"协和医生说"系列第二辑《协和医生说2：坚持做好这些事　健康生活一辈子》应运而生。该书延续第一辑的特点：科学权威、图文并茂、可读性强，让所有人都能"听得懂、学得会、用得上"。全书共分为营养与健康、妇儿健康、老年健康与慢病管理、生活方式与健康、运动健康与美五大章节，收录了50篇科普漫画。每一篇文稿都由协和专家精心撰写，其中不乏多位享誉全国的科普"大咖"，本书是他们丰富医疗实践的经验汇总。每一篇漫画都由资深编辑团队细心打磨，让医学知识变得更有趣、更好看，使优质健康科普能走得更远，走到更多人的身边去。

协和人不仅要攀登医学的高峰，更要做好健康促进，让追求健康成为每个人的自觉行动。我们会竭尽所能，推出更多让大众喜闻乐见的科普作品，把协和医生的叮咛"送"到大家的心里面。

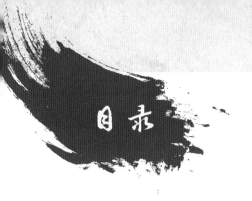

目录

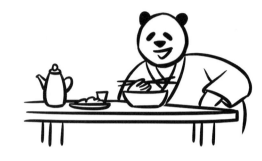

第一章

营养与健康

2　蔬菜五颜六色才是对的

7　火锅吃不对，身体很遭罪

13　嘘！悄悄告诉你一个吃肉减肥的好办法

17　关于水果，这三件事你一定要知道

22　如何补铁，这是个大问题

26　夏天最好的保健食物竟然是它

30　常吃这种蔬菜，不仅能防癌，还能美容和防晒

34　防癌、瘦身、降压，这款平民水果的营养竟然这么高

38　这种米富有营养还能减肥，赶紧吃

42　秋冬季水果营养全能冠军竟然是它

46　协和专家来辟谣，银耳压根儿没有胶原蛋白

51　喝牛奶有四个禁忌，一定要了解

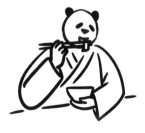

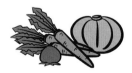

第二章

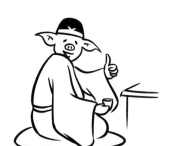

妇儿健康

56　这样减肥，会让人失去生育能力

59　一胎剖宫产，二胎会大出血吗

64　人乳头瘤病毒战斗力很强，一定要注意预防

68　远离宫颈癌

74　坐月子对还是不对，看看协和妇产科医生怎么说

79　不要让孩子的身高输在青春期

83　跟着协和医生这样做，孩子长高不是梦

88　孩子抽动障碍该怎么办

93　三分钟看懂孩子发热该怎么办

97　它的害处能吓死你，赶紧戒了吧

第三章

老年健康与慢病管理

102　做好这几招，远离前列腺疾病

106　高血压患者必须知道的 10 个问题

111　心血管疾病常用的 6 种检查方法，这篇全说透了

116　这病与脑梗关系密切，一定要注意治疗

120　每 8 秒就有一个中国人被它夺去生命，一定要小心

125　我国脑卒中发生率居高不下，请收下这份"协和医生秘籍"

130　降低心脑血管疾病风险，睡好了胜过灵丹妙药

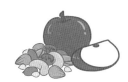

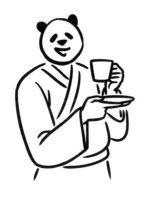

135 糖尿病的"甜蜜"误区

140 糖尿病最适合的食物清单，这篇文章全说透了

144 糖尿病"吃"的误区

149 糖尿病日常生活中必须要注意这些

153 高血压、肥胖症"饮食宝典"——DASH饮食，了解一下

157 尿酸高了，痛风还会远吗

162 上了年纪就看不清，这可咋整

166 血液像浆糊，这该如何是好

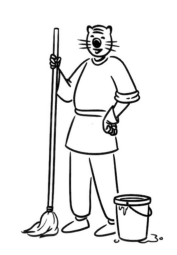

第四章

生活方式与健康

174 给家里大扫除，还家人一个健康环境

180 防便秘攻略

184 为了你和家人的健康，请戒烟吧

188 幽门螺杆菌到底该不该杀，听听协和专家怎么说

193 眼干眼涩眼疲劳，你真的是干眼病吗

197 胃息肉会不会癌变？发现胃息肉用不用切除？听听医生怎么说

202 这几个危险因素容易导致尿酸升高，生活中一定要注意

207 刷牙、漱口、用牙线，你做对了吗

第五章

运动健康与美

214 居家运动指南

219 你做这些运动的时候，膝盖在哭泣

224 骨质疏松，反复骨折？协和医生来支招

229 向生活"低头"？小心你的颈椎

233 总起痘痘的人一定要注意这几点

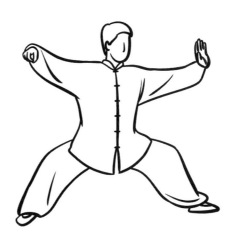

营养与健康

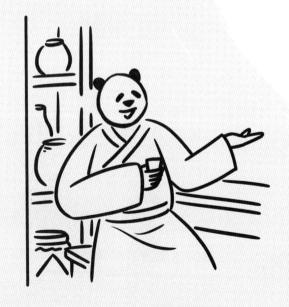

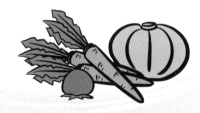

蔬菜五颜六色才是对的

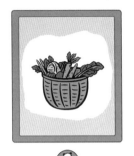

文字：北京协和医院 于 康

1

呆呆，你这几天做的饭，连绿叶菜都没有，也太不健康了！要知道，蔬菜对人身体很重要！

2

不对啊，前天烧茄子，昨天炒黄花菜，今天西红柿炒鸡蛋，都有蔬菜啊！

没有绿叶菜，就是没有蔬菜，你懂不懂啊！

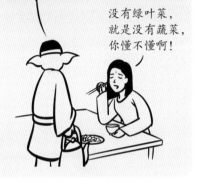

3

姑娘，蔬菜不只是绿叶菜，赶紧让北京协和医院于康教授给你讲讲，吃蔬菜的相关要点吧！

4

健康膳食应该每天摄入蔬菜，但是啊，"**蔬菜只是绿叶菜**"这个观点就**片面**了。要知道，蔬菜家族五颜六色，每个颜色都有各自的营养价值！

于康教授

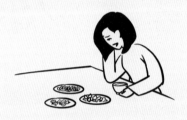

5

于教授，先别着急。我给您倒茶，麻烦您给我们慢慢说清楚。

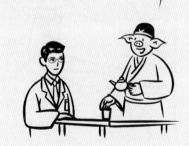

6

五颜六色的蔬菜如下：

颜色	蔬菜
绿色	芹菜、菠菜、西兰花等
黄色	胡萝卜、南瓜等
红色	西红柿、红辣椒等
紫色	紫色洋葱、紫甘蓝等
白色	茭白、莲藕等
黑色	黑木耳等

7

咱们先说常见的绿色蔬菜，如芹菜、菠菜、西兰花等。绿色蔬菜含有丰富的叶酸，叶酸对胎儿极其重要。

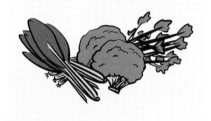

8

同时绿色蔬菜也可以提供少量的钙，而且这类蔬菜还含有比较多的维生素 C、类胡萝卜素、铁和硒等微量元素。

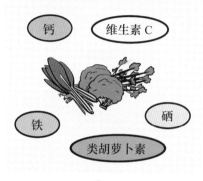

钙　维生素 C　铁　硒　类胡萝卜素

9

黄色蔬菜如胡萝卜、南瓜，红色蔬菜如西红柿、红辣椒，这两类食物富含胡萝卜素和维生素 C。其中黄色蔬菜还富含维生素 A 和 D，能提高食欲，刺激神经系统兴奋，改善夜盲症，缓解皮肤粗糙，强健骨骼。

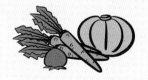

10

紫色蔬菜如紫洋葱、紫甘蓝，这类食物富含花青素，具有强有力的抗氧化作用，能预防心脑血管疾病，提高机体免疫力。

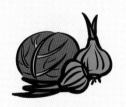

11

白色蔬菜不含色素，但富含膳食纤维及钾、镁等微量元素，可提高免疫力、保护心脏、调节视觉、安定情绪，而且对高血压和心肌病也有益处。

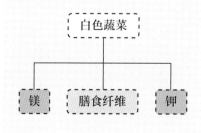

白色蔬菜

镁　膳食纤维　钾

第一章　营养与健康

12

黑色蔬菜能调节人体内分泌和造血系统。研究发现，黑木耳含有一种能抑制肿瘤的活性物质，可降低食道癌、肠癌、骨癌的发病风险。

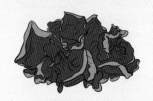

13

那什么样的蔬菜更好呢，是越漂亮的蔬菜越好吗？

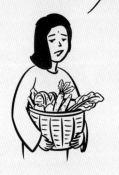

14

人不可貌相，菜也一样。事实上，深色蔬菜要比浅色蔬菜好，即深绿色、红色、橘红色和紫色蔬菜比较好。

难道这也跟人一样，黑的健康？

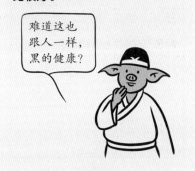

15

深色蔬菜更有营养优势，富含β-胡萝卜素和维生素 A，维生素 B₂ 和维生素 C 含量均相对较高，还富含"植物化学物"。

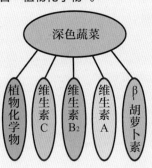

16

等等，什么是"植物化学物"啊？

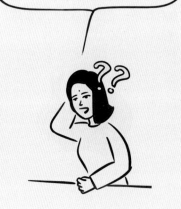

17

"植物化学物"是食物中已知人体必需营养素以外的化学成分，如酚类、萜类、植物多糖等。

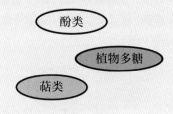

18

研究发现，植物化学物有多种生理功能，可抗氧化、调节免疫力、抗感染、降低胆固醇、延缓衰老，因此它具有保护人体健康、预防心血管疾病和癌症等慢性疾病的作用。

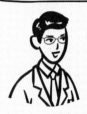

19

这么神奇，看来我以后也要多吃蔬菜了！

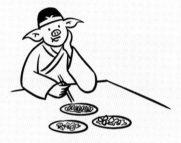

20

吃蔬菜好处多，我举三个例子。第一，合理摄入蔬菜，可降低心血管疾病发病风险。

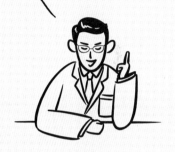

21

一项针对我国上海 13.48 万中老年居民的随访研究发现，男性摄入蔬菜从 144 克增加到 583 克，女性从 124 克增加到 506 克时，心血管疾病死亡风险男性和女性分别降低 36% 和 16%。

	男性	女性
每日蔬菜摄入量变化	144g→583g	124g→506g
心血管疾病死亡风险下降率	36%	16%

22

第二，合理摄入蔬菜能够降低消化道癌症发病风险。增加蔬菜摄入，对预防食管鳞癌和腺癌均有益；十字花科蔬菜可降低结肠癌发病风险；葱类和十字花科蔬菜有预防胃癌的作用。

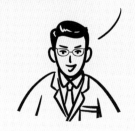

23

第三，合理摄入蔬菜有利于降低 2 型糖尿病发病风险。这方面研究太多，不再赘述了。

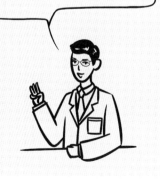

第一章 营养与健康

5

24

虽然吃蔬菜有很多好处，但不要被"某某蔬菜的治病功效""某蔬菜能治某某病"迷惑。

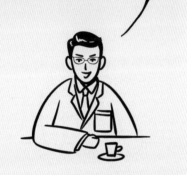

25

吃对食物只能预防疾病、降低疾病风险和辅助调理健康，绝不等同于"治疗"某种疾病。食物就是食物，不能替代药物。

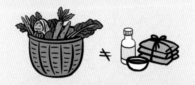

26

明白了，谢谢于教授！

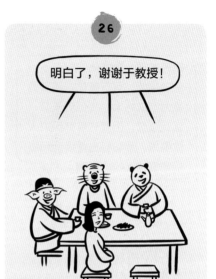

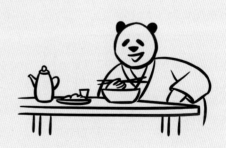

协和医生说

火锅吃不对，身体很遭罪

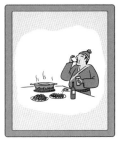

文字：北京协和医院于 康

1

天气太冷了，咱们去吃麻辣火锅吧！

我认为我们还是吃自助比较好，肉多，随便吃！

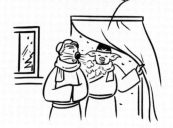

2

你们两个啊！就知道吃，也不懂得健康。咱们这儿有老北京铜锅，冰箱里我昨儿刚卷了三卷羊肉，咱中午就在这儿吃，不挺好嘛。

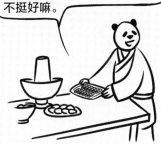

3

没看出来，你也很注意养生啊！火锅是好东西，但是，火锅有四大雷区，对我们健康不利。

于康 教授

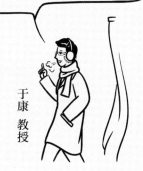

4

啊？四大雷区！于教授，您得好好讲讲！

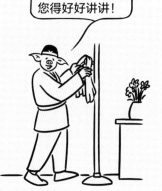

5

第一大雷区：高油脂。在火锅沸腾状态下，我们看不出油，但是，如果你关了火，把火锅放凉了，立马就会看到上面一层厚厚的油。

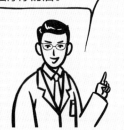

6

说吧，这些油够你长多少肉的！

凉火锅，一层油

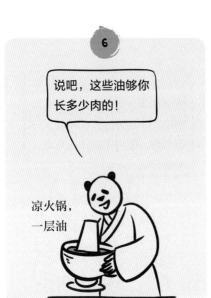

7

而且，这些油脂大多是动物油，含有大量的饱和脂肪，吃多了不仅会增加肥胖风险，也会给血管带来不可小觑的伤害，大大提高了患心血管疾病甚至恶性肿瘤的风险。

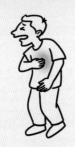

8

它们的含油量如下：
牛油锅底 > 咖喱锅底 >
三鲜锅底 > 冬阴功锅底

可以这么说，火锅锅底的选择，决定了你这顿饭里油脂的摄入量。我把常见的四种锅底做了一个含油量排序。

9

于教授，您好像忘了，除了这些火锅锅底，还有老北京清汤涮肉锅底啊！

呆呆，谁说不是，老北京清汤涮肉锅底有油吗？

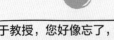
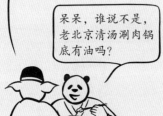

10

第二个雷区：食物中的隐形油脂。你认为你选了清汤锅底就躲过了油？错，还有食材中的油。

11

涮火锅都得涮肉，肉里面口感最好的雪花肥牛油脂含量最高，约为20%；而眼肉、上脑的脂肪含量则低于10%，相对更健康。

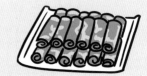

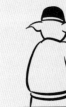

/2

而且，随着四川火锅的流行，辣锅涮内脏的美味也诱惑着大家，而在内脏里面，脂肪含量是这样的：肥肠＞猪脑＞鸭肠＞毛肚＞黄喉。

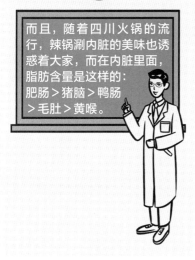

/3

辣锅涮毛肚嘎嘎好吃！可是，内脏嘌呤也多，很多痛风朋友都不能吃啊！

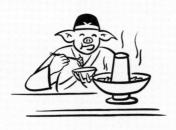

/4

这就是咱要说的第三个雷区，嘌呤。火锅由于总在煮肉，锅底会越来越浓，最后会成为一锅浓浓肉汤。

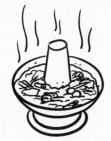

/5

江湖传言，最毒的毒药莫过于一碗浓肉汤＋两瓶啤酒，杀人于无形。不管你是纵横四海的郭大侠，还是潇潇洒洒的令狐公子。

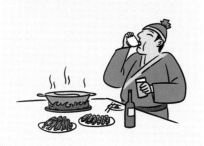

/6

只要喝上一碗浓肉汤＋两瓶啤酒，就可能出现关节红肿热痛，第二天在自己的惨叫声中，乖乖被人用轮椅推到医院，简直是人生的暗夜。

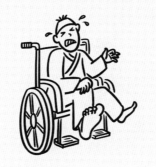

/7

好么，这哪里是火锅汤底，简直是一锅嘌呤啊！

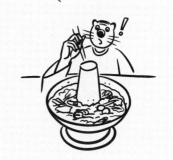

第一章

营养与健康

9

18

骨汤锅底＝海鲜锅底＞
菌汤锅底＞番茄锅底

我把各种火锅汤底的
嘌呤含量排了个序。

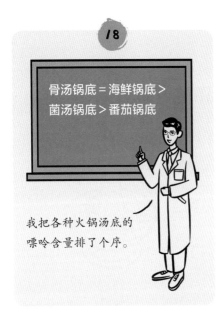

19

所以，各位老哥，吃火锅的时候，
只吃肉吃菜就行了，千万别喝汤。
如果实在想喝，那就等没涮肉的时
候，喝点清汤。痛风患者，千万别
再喝涮肉汤。

火锅汤

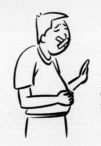

20

你敢来吗？

真的勇士
（chī huò），
只爱健康的美女
（huǒ guō）！

火锅

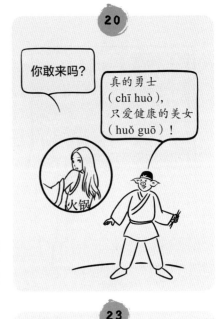

21

第四个雷区：蘸料。
你以为你躲过了汤底，
躲过了食材，
就够了吗？错，
还有蘸料在等着你！

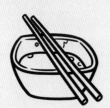

22

别小瞧蘸料，蘸料里面都是卡
路里，它甚至比主食里面能量
更多，比如，100 克香油的热
量，相当于八小碗面条！

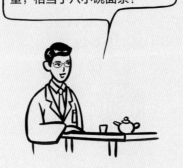

23

我做了一个总结，
蘸料的热量排序如下：
香油蘸料＞沙茶酱＞
芝麻酱＞海鲜酱。

24

那么，根据以上总结，大家知道该吃哪种火锅了吗？

当然是清汤涮肉蘸海鲜酱啊！真别说，这样真好吃！

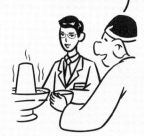

25

关于火锅，人到中年，满满都是回忆。吃火锅的过程，也是成长的过程。

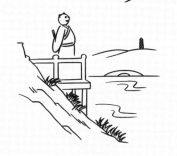

26

小的时候，物资匮乏，吃的是清汤涮肉。

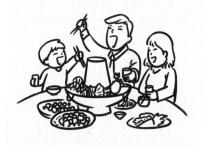

27

二十多岁，
我们年轻气盛，鲜衣怒马，
文艺范十足，注重生活品质，
生怕掉了格调，故而，
我们的火锅，要服务周到，
环境优雅，味道火辣，
食材干净，蘸料缤纷。

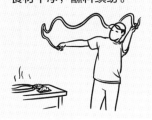

28

这好比独孤求败的利剑，
"凌厉刚猛，无坚不摧，
弱冠前以之与河朔群雄争锋"。

利剑

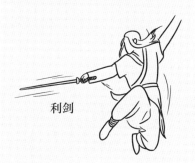

29

三十多岁，年纪渐长，
我们发现，所谓火锅，
最重要的，就是味道，
就是食材和底料的碰撞，
只要食材优等，底料地道，
服务、环境，都是虚妄。

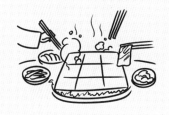

就算是在防空洞里，摆着塑料板凳，夹起片毛肚，在锅里涮二十秒，蘸上辣酱。在辣得丝丝气喘、鼻涕横流之时，打开瓶凉啤酒，咕咚咕咚灌下肚，响嗝一打，自有策马奔腾、射雕引弓、天地都在我心中之感。

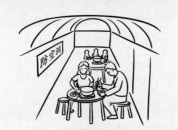

这好比独孤求败的重剑，重剑无锋，大巧不工，但威力惊人，横行天下。

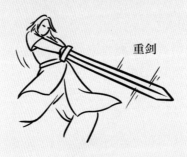

重剑

等人到中年，我们的脾胃再也禁不住火辣的侵袭，这时我们发现，服务、味道、豪情，都比不上健康。最美的火锅，仍然是清汤涮肉。

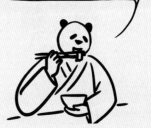

肉，薄如纸片；水，清澈透底。蘸上葱花香菜芝麻酱，好比独孤求败的木剑，不滞于物，草木竹石，皆可为剑。

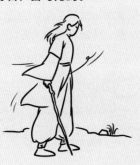

一个火锅，一部人生，不忘初心，方得始终。

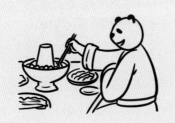

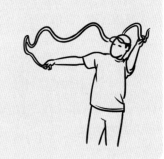

协和医生说

嘘！悄悄告诉你一个
吃肉减肥的好办法

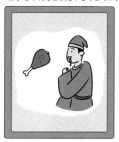

文字：北京协和医院于 康

呆呆，快过来看看我
最近有没有长胖啊？

敏敏姑娘，你一
点儿都没有长胖，
还是那么苗条呢。

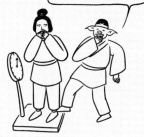

呆呆，你不会是骗我的吧？
这段时间我吃了不少肉呢，
肯定长胖了。

大姐，你真的没有长胖，
我说的都是实话啊。

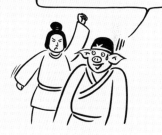

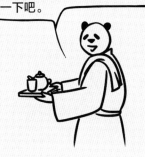

大多数人都认为，吃肉就会胖
的。但事实真的是这样吗？正
好北京协和医院临床营养科于
康教授在这儿，我们请他讲解
一下吧。

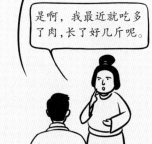

大家好，在很多人的观念
里，吃肉是会发胖的，不
吃肉才可以减肥。

是啊，我最近就吃多
了肉，长了好几斤呢。

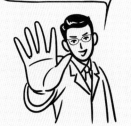

但这里我要告诉大家，这种办
法绝对不靠谱，这样做的话，
不仅不能减肥，还可能导致身
体代谢紊乱，造成肥胖下的营
养不良。

于康 教授

13

6

于教授，你不是骗我的吧，肥胖还能营养不良？

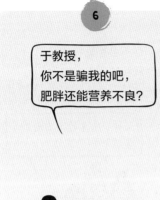

7

确实有"肥胖下的营养不良"这种情况，就是体重很重，蛋白质却不够，缺乏维生素 B_{12}，还可能存在缺铁性贫血。

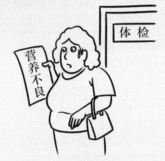

8

什么？人都这么胖了，还能贫血？

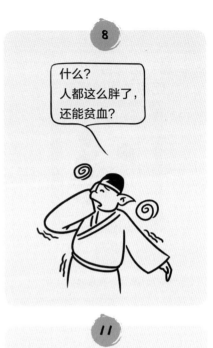

9

当然会啊。这样的人往往是虚胖，肥胖只是他的体型表现，说明脂肪高、能量高，而体内的微量元素和矿物质可能非常缺乏。

虚胖

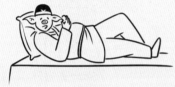

10

所以，靠不吃肉减肥是一个相当不靠谱的办法，这样不仅不能帮助减少脂肪，反而会增加长胖、高血脂的概率。

不吃肉减肥
增加长胖、
高血脂的概率

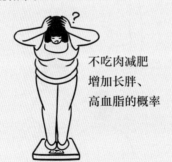

11

这对于我这样喜欢吃肉的人来说可是个福音，不过还是应该控制一下量吧？

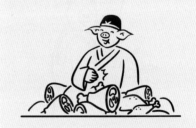

12

呆呆，你理解得挺快嘛。其实正常情况下，一天吃生重 50 克的肉就可以了，这样进入体内的动物性脂肪、铁等营养物质，既能够满足身体需要，又不会催肥，达到一种平衡。

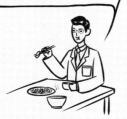

13

爱吃肉的人吃这么点肉，会不会很难受啊，我怕坚持不下来啊。

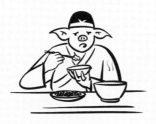

14

确实刚开始控制的时候，可能觉得很难受，如果能够坚持三个月以上，身体就会慢慢适应这种摄入量，那时再让你吃很多肉，反而可能吃不进去。

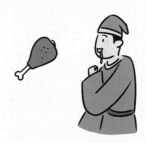

15

而且这种做法是有科学依据的。如果把我们的身体比作一个化工厂，人们对肉的依赖，与身体内产生的一种酶有关，这种酶就是专门消化肉类的蛋白酶。

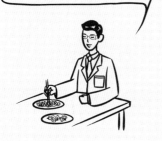

16

人体各种酶的产生，与遗传和饮食习惯都有关系。长期大量摄入肉类的人，肠胃依照习惯，总要产生大量的蛋白酶来消化肉类。

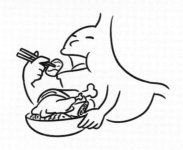

17

而减少肉类的摄入之后，消化肉类的蛋白酶也会随之减少。慢慢地，人体就会适应少吃肉的习惯了。

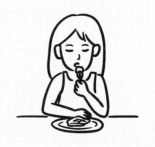

18

原来是这样啊，那只要持续少吃肉，不就很快习惯了啊。

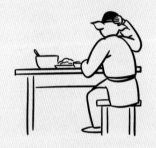

19

话虽如此，但这种变化是需要长期坚持的，一些禁不住诱惑的朋友，之所以减肥失败并引起反弹，就是因为没有给身体留出适应少肉饮食的足够时间。

反弹

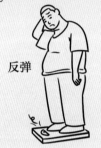

20

谢谢于教授，我们要改掉通过完全不吃肉的办法来减肥的错误习惯，通过减少每天摄入肉类的量来科学地减肥。

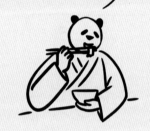

21

敏敏，知道你喜欢吃肉，以后每天控制到生重 50 克的肉，就可以既满足馋瘾又可以科学地减肥了。

谢谢于教授，谢谢呆呆。

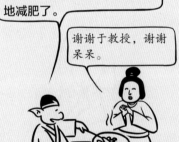

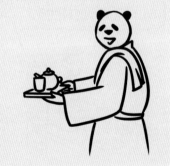

协和医生说

关于水果，这三件事你一定要知道

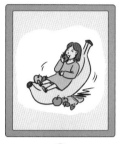

文字：北京协和医院 于 康

1

春天了，又有一堆水果上市了，各位大神，是不是该讲讲水果了？

吃什么水果啊！现在人啊，要精确饮食，咱们补充维生素C就行了！

2

本来我在茶馆喝茶，但听到小虎这种言论，我实在忍不住了，必须要纠正一下。

于教授，我错在哪了呢？

于康 教授

3

从维生素角度论，水果中不只含有维生素C，还含有多种其他维生素；从营养角度论，水果中还有膳食纤维、矿物质和植物化学物等。

多种维生素　膳食纤维

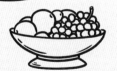

矿物质　植物化学物

4

而维生素C营养单一，长期用它代替水果，肯定会造成营养素缺乏，不利于身体健康。就算是复合维生素片，还是不如多摄入水果和蔬菜来得全面。

5

是啊，小虎，你说的那种精确营养，在种菜上可以，但你又不是植物，还是乖乖地吃水果吧！

第一章 营养与健康

6

看来我对水果真的有很多错误认识，于教授，关于水果，您再多讲一讲吧！

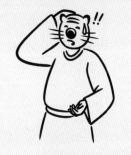

7

1. 果汁等水果加工制品不能代替新鲜水果。在古代，由于生产力的原因，很难吃到新鲜水果。

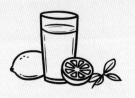

8

为了能吃上水果，古人运用超凡的智慧，做出了干果、果脯等食品；到了近代，则有了罐头；现代，则有了果汁。

"一骑红尘妃子笑，无人知是荔枝来"

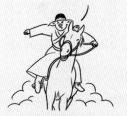

9

这些东西虽然口感好，但是营养价值大大减少。比如果汁，在榨汁的过程中，维生素 C 遭到破坏，大量的膳食纤维也被丢弃。

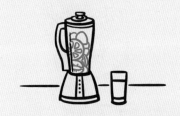

10

而且榨一杯果汁需要 3～4 个橙子或苹果，这大大超过了我们需要的能量，如果再加上糖，那就更糟糕了。

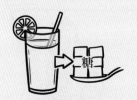

11

至于果脯果干，其维生素损失极多，而且高盐高糖，并不是一个健康食品。

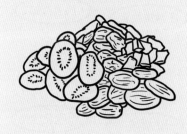

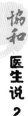

协和

医生说

2

有道理，有新鲜水果不吃，喝果汁、吃果干，真是得不偿失啊！

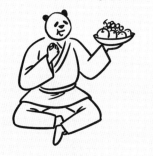

2. 水果绝对不能代替正餐，更不能只吃水果减肥！人能健康地活下去，是需要大量营养素的，需求量最大的就是蛋白质、脂肪、碳水化合物。

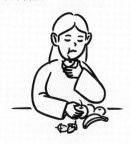

水果的营养素中，糖分和水分很多，蛋白质很少，而且几乎没有人体必需的脂肪酸，只吃水果，最终会导致蛋白质的极度缺乏。

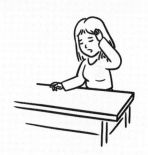

减肥进行时，不能吃大米饭，嗯，先吃两斤橘子压压惊。

等等，我先给你买两斤去。

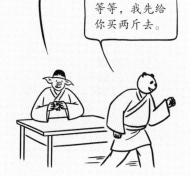

至于吃水果减肥，那更是痴心妄想，水果含糖量很高，而且都是易吸收的糖，同等质量的水果所含能量，虽然比米饭含量低，但远远高于同质量的蔬菜。

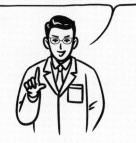

而且水果好吃，不知不觉就吃过量，于是乎你就摄入了更多的糖分，然后你就越来越胖了。

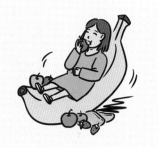

第一章 营养与健康

18

3. 水果在"新鲜"，而不在"贵"。挑水果的时候，新鲜永远是第一要素，因为新鲜水果水分含量高，营养丰富，味道好，能让人最大限度地获取水果中的维生素等营养物质。

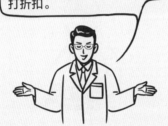

19

至于贵的水果，大部分都是进口。这些水果漂洋过海，运输时间长，为了卖相好看，很多是没熟的时候摘下来，添加化学保鲜剂催熟的，营养价值大打折扣。

20

不建议一次买大量水果，即使水果放在冰箱里，也不能阻止水果中的水分流失，更不能阻止口感变差。

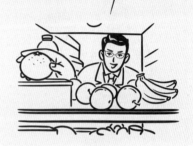

21

所以说，那些贵的水果，之所以贵，大部分都在进口关税上了。

是啊，现在精准扶贫，农产品都便宜了！很多国产水果口感不比外面进口的差！

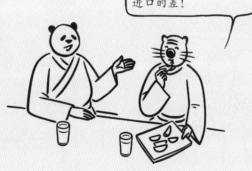

22

那每天应该吃多少水果啊？

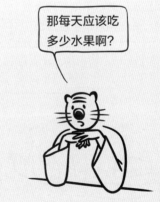

23

水果每天推荐食用量是 200 ~ 350g，水果不能少吃，不能不吃，但也不能狂吃。

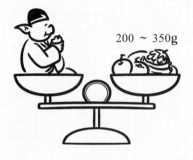

200 ~ 350g

24

我们吃水果，应该勤更换种类，并且购买应季水果，今儿苹果、明儿橙子、后天草莓，这样才是健康吃水果。

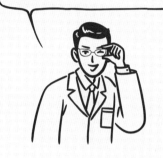

25

谢谢于教授！每天吃水果，大家知道怎样吃才是健康的吗？

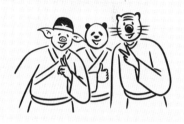

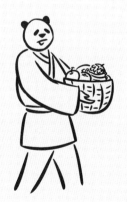

协和医生说

如何补铁，这是个大问题

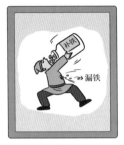

漏铁

文字：北京协和医院 于 康

1

呆呆，现在好多朋友都问我，怎么补铁，你说这该怎么补啊？

这件事情，我认为北京协和医院于康教授能讲明白，就让他给大家讲讲吧！

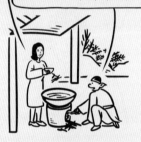

2

咱们开门见山。中国营养协会推荐，男性每日铁适宜摄入量为 12mg，女性为 14mg。根据我的经验，补铁的总体原则，主要有七个。

于康 教授

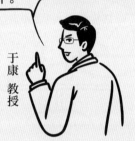

3

1. 祛除缺铁的病因。人体长期失血会导致缺铁性贫血，如出血性疾病、肿瘤等。此时，首要措施是祛除病因，并适量补铁。

失血导致
铁丢失
缺铁性贫血

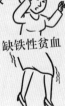

4

如果这些病因不祛除，身体就相当于有一个小孔，不停地在漏铁，就算你不停地补铁也没法纠正贫血。

每天漏 10g 铁，补 5g 铁，请问，多长时间补满？

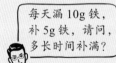

5

2. 纠正不良的饮食习惯。长期偏食、素食，基本离缺铁也不远了；素菜不能补铁，补铁的食物是红肉和动物内脏，如肝、肾等。

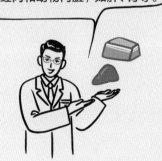

6

各种动物的血，比如猪血、鸡血、鸭血等血豆腐也是补铁上乘食物，烹熟后食用，其中的血红素可以直接被肠道吸收，不受食物中草酸、植酸的影响；换句话说，铁被百分百吸收，一点儿不打折扣。

打鸡血不对，可以吃鸡血豆腐

咯咯哒~

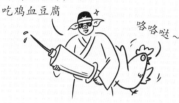

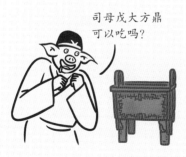

7

这张列表，
清楚地列出了
食物中的铁含量。

食物	铁含量 （mg/100g）
瘦猪肉	3.0
猪血	8.7
鸡肝	12.0
猪肝	22.6
鸭肝	23.0
鸡血	25.0

8

3. 补充足够的优质蛋白，比如鸡蛋清、牛奶、瘦肉等。优质蛋白可以促进铁的吸收，另外也为人体合成血红蛋白提供必需的材料。

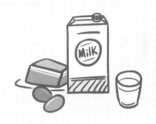

9

4. 铜元素必不可缺。铜可以促进铁的吸收，海鲜、豆类含铜较多，补铁的话它们少不了。

司母戊大方鼎可以吃吗？

10

5. 摄入足量的维生素 A、维生素 B、维生素 C 等微量营养素。

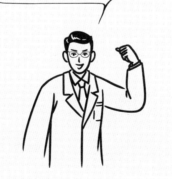

11

6. 膳食纤维不能过量。过高的膳食纤维会影响微量元素（包括铁）的吸收；咖啡和茶也会妨碍铁的吸收。

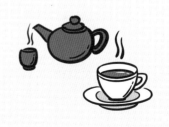

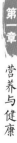

第一章　营养与健康

12

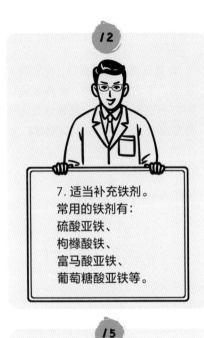

7. 适当补充铁剂。
常用的铁剂有：
硫酸亚铁、
枸橼酸铁、
富马酸亚铁、
葡萄糖酸亚铁等。

13

教授，我多问一句，人都说动物内脏不好，嘌呤多，吃起来不好啊！我们应该怎么吃内脏来补铁啊？

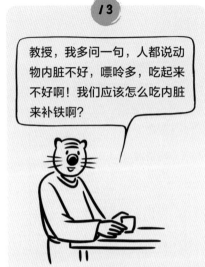

14

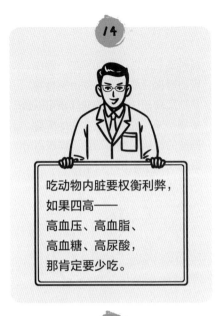

吃动物内脏要权衡利弊，
如果四高——
高血压、高血脂、
高血糖、高尿酸，
那肯定要少吃。

15

但一般缺铁的人也不会四高，都是营养不良，那还犹豫啥啊，赶紧吃吧！

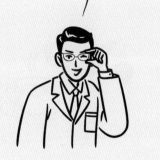

16

尤其是月经量多的女性，月经期间丢铁量很高，吃内脏都没有用，得直接吃血豆腐，比如火锅涮鸭血！

吃鸭血时候
一定要注意烫哦！

17

那我们这种小仙女，不喜欢吃肉，吃素能不能补铁啊？比如说菠菜啥的？

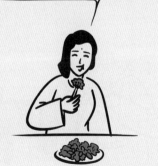

18

这么说吧，菠菜补铁是错的，因为菠菜里铁含量很少。不只是菠菜，所有绿叶菜含铁都不多，而且都是非血色素铁，吸收率很低。

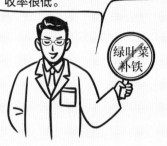

绿叶菜补铁

19

所以，绿叶菜含铁少，吸收差，想用绿叶菜补铁，纯属做梦！

含铁少

铁吸收差

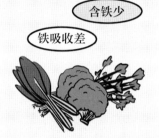

20

那鸡蛋黄可以给孩子补铁吗？

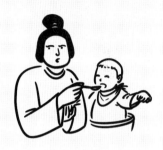

21

鸡蛋黄里面有一种叫"卵黄高磷蛋白"的物质，它抑制铁的吸收，所以蛋黄补铁，远不如红肉、肝脏。

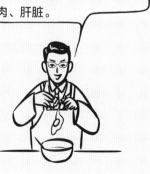

22

总而言之，补铁一句话：吃肉，吃鸭血，吃熘肝尖啊！

更多详情　请扫二维码

第一章 营养与健康

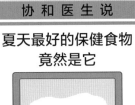

协和医生说

夏天最好的保健食物竟然是它

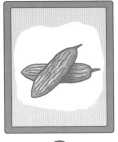

文字：北京协和医院 于 康

1

夏天太热了！想要减肥的我，吃点啥养生呢？烤串、火锅，还是刺身？

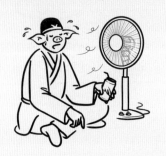

2

你个呆呆，到底是想减肥还是要作死？夏天最好的养生食物，自然是苦瓜啊！

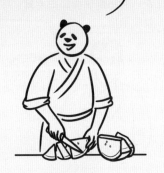

3

熊猫，你还是不是兄弟啊，竟然让我吃苦瓜！

这你就误会哥哥了，咱们请北京协和医院的于康教授给你讲讲苦瓜相关问题吧！

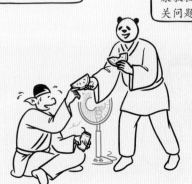

4

苦瓜，虽然长得不好看，味道苦涩，但却有很丰富的营养价值。

于康 教授

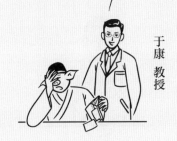

5

苦瓜都好在什么地方呢?

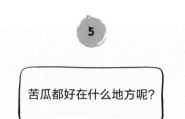

6

咱们来说说苦瓜，看看它为什么这么好。

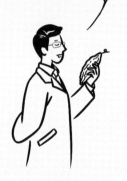

7

1. 能量。苦瓜能量比较低，100g 只有 92kJ 能量，与白萝卜、茄子、番茄类似，低于韭菜、油菜、菜花等蔬菜，特别适合减肥和患糖尿病的人群。

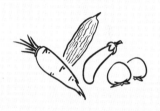

8

而且，
因为苦瓜里含有的铬，
是葡萄糖耐量因子的重要成分，
所以苦瓜对糖尿病患者有很大的好处。

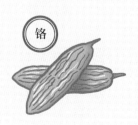

铬

9

2. 维生素。苦瓜有相当多的维生素 C，100g 里面有 56mg 之多，是西红柿的 3 倍、黄瓜的 7 倍，对延缓衰老非常有帮助。

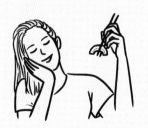

10

此外，
苦瓜还有抗肿瘤作用，
因为其含有一些
葫芦烷型三萜化合物，
可抑制肿瘤的生长。

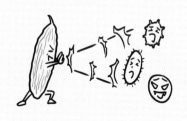

11

说一千，道一万，苦瓜还是苦啊，于教授，您有什么办法去苦味啊？

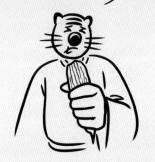

12

苦瓜的苦味物质主要是苦瓜苷，我推荐两个方法，可大大减少苦味：①把苦瓜切成片，放冰箱里冰镇；②把苦瓜切片后，放入沸水中焯一焯（损失部分维生素）。

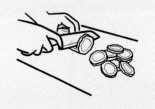

13

于教授，我还有个问题，苦瓜是生吃好，还是熟着吃好啊？

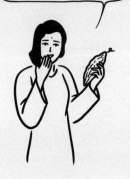

14

看你爱好。生吃苦瓜，营养素保存更好，尤其是维生素 C 含量很丰富；熟吃苦瓜，对胃肠道刺激更小，更适合中老年人。

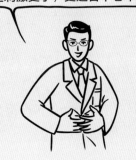

15

那我们买苦瓜，是买深颜色的，还是浅颜色的？

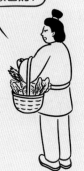

16

我建议买深颜色的。颜色越深，奎宁的含量越高，越有保健作用。

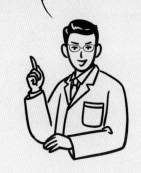

最后说一句，
尽量不要用苦瓜炒鸡蛋。
因为炒鸡蛋的时候会放很多油，
而苦瓜又非常吸油，
所以，苦瓜炒蛋的话，
不但不能保健，
还会让你吸收很多能量。

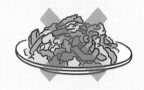

明白了，
谢谢于教授！

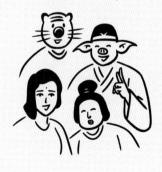

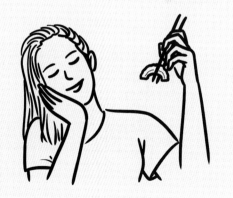

协 和 医 生 说

常吃这种蔬菜，不仅能防癌，还能美容和防晒

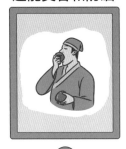

文字：北京协和医院 于 康

1

天上这是下火了？热就算了，这么大的日头，是要给我来个烤全人吗？

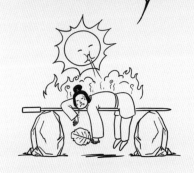

2

唉，烈日炎炎，酷暑难耐，食欲不振。咦？有没有食物既美味又防晒呢？

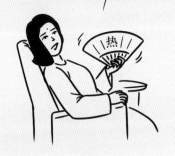

3

防晒的食物，其实特别便宜，而且非常常见，它就是番茄，俗称西红柿！

于康 教授

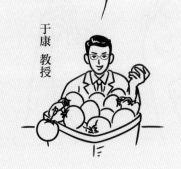

4

啥玩意儿？西红柿也防晒，这该怎么讲？

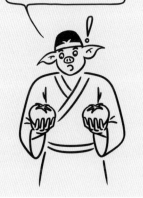

5

因为西红柿里面有一个大杀器，番茄红素。番茄红素是胡萝卜素大家族里的一员，是目前所有天然食品中，抗氧化性最强的一种。

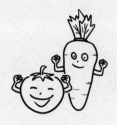

协和医生说2

30

6

国外曾有人做过研究，10 名健康人每天吃 2mg 番茄红素，对照组吃其他抗氧化物质。两个月之后，发现服用番茄红素的人在太阳照射下产生的红斑面积变小了。

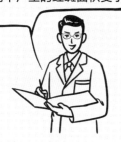

7

从研究证据可以看出，番茄红素在皮肤的抗氧化性方面，表现得非常突出。

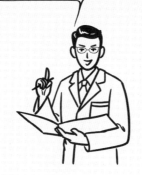

8

还有，咱们人体老化的过程，就是氧化的过程，皮肤衰老同样如此，所以，多吃番茄，还能美容。

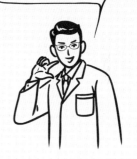

9

除了番茄红素，西红柿还含有大量的谷胱甘肽。谷胱甘肽也有强大的抗氧化、抗衰老作用。

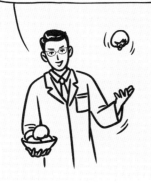

10

与维生素 C 和维生素 E 相比，谷胱甘肽抗氧化能力可超过它们数十倍。

高手

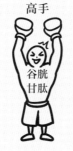

谷胱甘肽

维生素 C　维生素 E

11

哇，这么厉害，呆呆，我要买一车西红柿！

等等，你买西红柿，一次买好几箱，自己吃不了，我还得帮你吃！

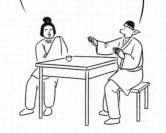

呆呆，一看你就是不解风情，男生吃西红柿也对身体很好！西红柿除了防晒和美白，还有抗癌作用！

啊，还有这么一说？

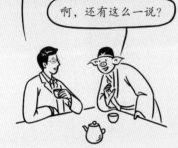

当然，不管番茄红素还是谷胱甘肽，都有强大的抗癌作用。国际上研究发现，番茄红素摄入越多的男性，前列腺癌发病率越低。

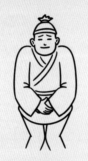

谷胱甘肽也能降低肿瘤对正常细胞 DNA 的损伤，降低肿瘤转移和进展风险，并减轻放化疗毒性反应，对肾癌、黑色素瘤均有预防作用。

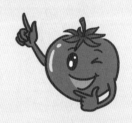

还有，谷胱甘肽的强大的抗氧化作用，还会保护心脏和血管，降低氧自由基对心血管攻击的风险。

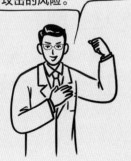

那于教授，西红柿应该生着吃还是熟着吃啊？

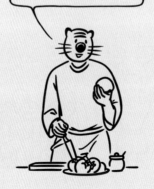

如果你想摄入番茄红素，也就是防晒、抗氧化、防前列腺癌更多一些，可以熟着吃。

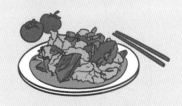

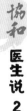
协和 医生说 2

如果你想摄入谷胱甘肽，
那就生着吃。

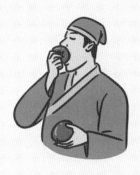

于康教授提示：
　　食物不能治疗疾病，有相应疾病的患者应在医生指导
下接受规范的治疗。

谢谢于教授。
敏敏，上番茄！

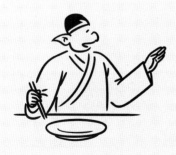

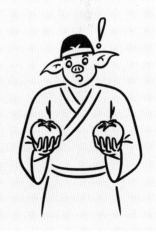

协和医生说

防癌、瘦身、降压，这款平民水果的营养竟然这么高

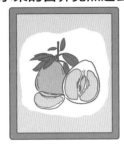

文字：北京协和医院 于 康

1

不知不觉，已经进入秋天了，你说这秋天吃啥水果好啊？有人说，吃柚子好，呆呆，你怎么看？

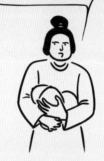

2

吃什么水果好的问题，那必须得问问于康教授！

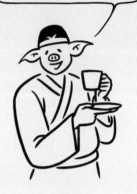

3

我推荐柑橘类水果，比如柑子、橙子、橘子、柚子。柑橘类水果富含玉米黄素和 β- 胡萝卜素，具有很强的抗癌活性。

4

澳大利亚一项调查发现，常吃柑橘类水果能让口腔、咽喉、肠胃等部位的癌症发病率降低50%；日本的研究结果显示，柑橘类水果可以显著降低肝癌的发病率。

于康 教授

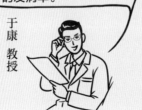

5

而这四种柑橘类水果，我更推荐的是柚子，因为柚子可以防癌，又能瘦身，还能降压，可谓一箭三雕！

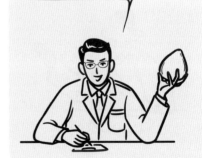

6

这么神奇，那您可得好好讲讲！

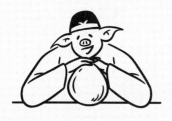

7

1. 瘦身。柚子热量非常低，100g 柚子只有 40 大卡能量，100g 苹果为 52 大卡，100g 米饭为 116 大卡。

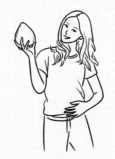

8

而且，吃了柚子后，不会促进人体消化吸收，反而会增加饱腹感，从而减少进食量。

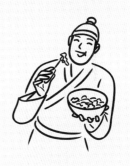

9

2. 降糖。100g 柚子含有 6.6g 糖，血糖负荷（GL）只有 2，血糖生成指数（GI）只有 25，换句话说，就是含糖量低，升血糖的速度也很慢。

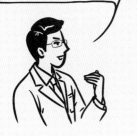

10

而且柚子还含有铬，铬是葡萄糖耐量因子的成分，而且三价铬还是葡萄糖耐量因子的重要活性中心，所以，柚子又被人称为降糖圣果。

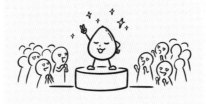

11

柚子被称为降糖圣果，芷若被称为大龄剩女！

说吧，想打多少钱的架！

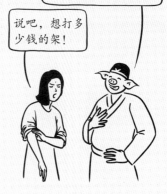

第一章 营养与健康

别着急，
柚子还有个称号，
叫作降压奇兵。
因为柚子汁里面含钾比较多，
而钾离子
对心血管有保护作用。

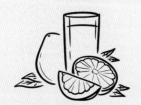

柚子降压强到什么程度呢？有文献表明，在服用降压药的时候喝柚子汁，会出现血压骤降，危害心血管的现象。

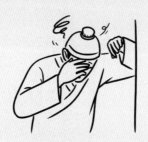

好家伙，
这柚子汁的能力，
堪比降压药啊！

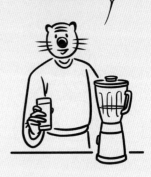

代替降压药，是有点夸张，但是呢，这也从侧面证明了柚子的降压能力。而且，如果真的服用降压药的话，一定要隔一段时间再吃柚子。

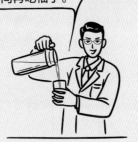

而且，柚子会影响他汀类药物的代谢。一部分降脂药，如辛伐他汀，吃这些药的时候也要隔一段时间再吃柚子。

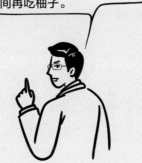

柚子最好放到两餐之间吃，早上空腹不要吃，进食量一般每天不超过 3 瓣，平均下来一天两瓣，这个量比较合适。

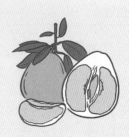

协和
医生说
2

18

那于教授，我再问个问题，我看这柚子有普通柚子和红柚子，挑的时候有啥区别吗？

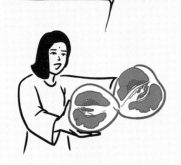

19

红柚比白柚含有更多的β胡萝卜素和番茄红素，其抗氧化和预防心血管疾病的能力也越强，但价格略贵。

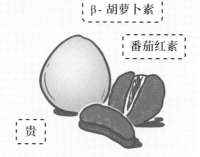

β- 胡萝卜素

番茄红素

贵

20

挑柚子时也要挑手掂着比较重的柚子，因为柚子对身体有益的成分绝大部分都在水里，较重的柚子含水分多。

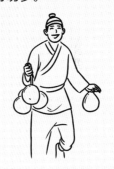

21

而且柚子外观要上尖下宽，表皮发黄或橙黄，且细腻光滑，这是成熟度比较好而且比较新鲜的柚子。

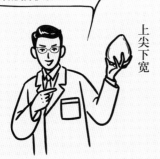

上尖下宽

22

太棒了，于教授，你不仅会养生，还会挑水果，简直是我的男神！谢谢于教授，我这就买柚子去！

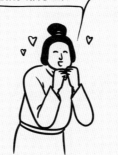

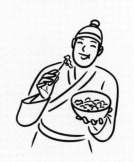

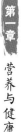

第一章 营养与健康

协和医生说

这种米富有营养
还能减肥，赶紧吃

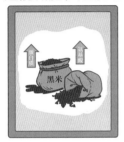

黑米

文字：北京协和医院 于 康

1

呆呆，你说世上有没有能吃饱，还能减肥的主食？

我认为你在挑衅我，减肥都要八分饱，你既想吃饱还想减肥，这种主食我可找不到。

2

呆呆，你孤陋寡闻了！我告诉你，能吃饱，还能减肥的主食真的存在，就是粗粮！

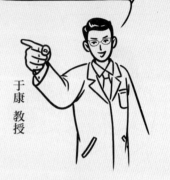

于康 教授

3

教授，您这是要一夜回到解放前啊！粗粮提供的能量不行，如果要达到细粮的能量的话，就得吃很多！

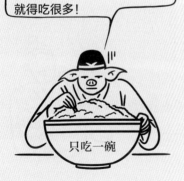

只吃一碗

4

这是什么错误结论？事实上，粗粮和细粮在等量的前提下，能量几乎是一样的，但粗粮的优势在于纤维含量高，饱腹感强。

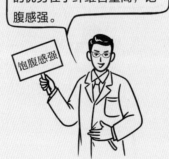

饱腹感强

5

比如说，有人可能一天吃五两细粮，换成粗粮可能三两就够了，总能量虽然下降了，但咱们感觉很饱，也就减肥了。

吃点就饱

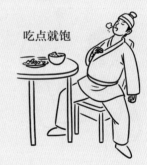

6

说的有道理，那什么粗粮比较好呢？

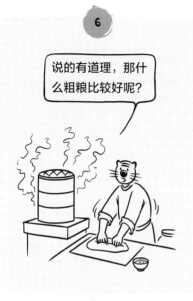

7

我推荐黑米。

1. 黑米蛋白质含量高，每 100g 黑米中，有 9.4g 蛋白质，而且，黑米中所含的氨基酸含量很高，8 种必需氨基酸含量高出普通大米 25% 以上。

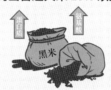

文中的黑米，是中国所产黑米。

8

2. 黑米含有丰富的碳水化合物，高达 75%，减肥的时候碳水化合物摄入量足够非常非常重要，因为只有碳水化合物到位了，蛋白质才不会被"燃"烧掉。

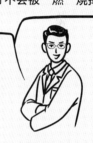

9

所以说戒碳水减肥不可取！

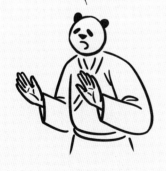

10

3. 黑米中微量元素含量高。每 100g 黑米中，含有 256mg 钾，147mg 镁，3.2μg 硒，1.6mg 铁，3.80mg 锌，都高于同等重量的大米。

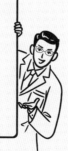

11

而硒更是抗癌必备物质，钾则可以对抗高血压，所以，黑米不只能当主食减肥，还有助于降血压和防癌。

4. 黑米脂肪含量还很低，每 100g 黑米只有 1.5% 的脂肪。也就是说，吃黑米，不长油。

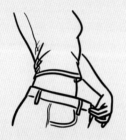

不过，别看黑米脂肪含量低，但里面的脂肪却是人体必需脂肪酸（包括亚油酸和亚麻酸），还有维生素 E，所以口感比一般粗粮更可口。

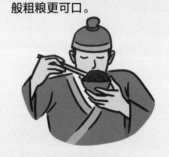

呆呆，你看看人家黑米，这才是肥肉长在刀刃上，你再看看你！

肥肉长在刀刃上，那不成了蒜泥白肉嘛！

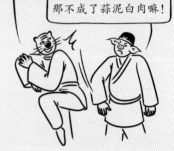

而且，黑米中还含有非常多的 B 族维生素，对心血管系统、神经系统、消化系统等都有很大的好处。

心血管系统、神经系统、消化系统等

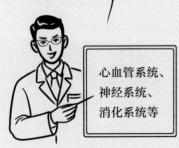

原来是这样！那我们怎么吃黑米，每天应该吃多少黑米啊？

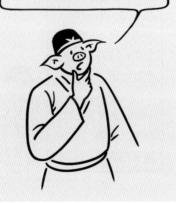

黑米可以单独熬粥，也可以和小米、燕麦、大米一起熬粥，每天吃 50g（生重）即可，既能减肥，又能补充营养！

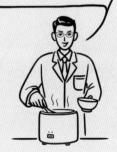

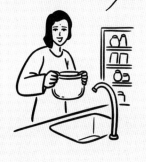

明白了，于教授，我这就弄点黑米，熬粥减肥！

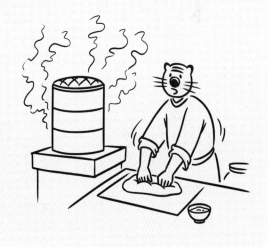

协和医生说

秋冬季水果营养全能冠军竟然是它

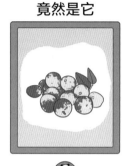

文字：北京协和医院 于 康

1

熊猫，你说冬天吃啥水果好啊？

吃的问题，别问我，问北京协和医院于康教授，还不快请于教授喝茶。

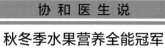

2

熊猫客气！我这人不喜欢说"最"字，比如说，咱们说一种水果最好，那最后总不能就吃这一种水果吧？所以啊，百花齐放才是对的！

于康 教授

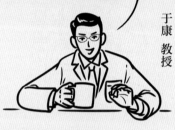

3

冬天常见水果如苹果、梨、石榴、柚子、枣等，咱们今天挨个讲一讲。

4

1. 苹果——促进消化小能手。苹果可促进胃酸分泌，有增强消化功能的作用。

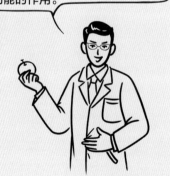

5

苹果还含有果胶成分，能给大肠黏膜细胞供能，保护肠胃；苹果的有机酸还会抑制口腔内的细菌。

果胶
保护肠胃

有机酸
抑制口腔细菌

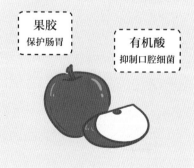

协和医生说 2

非糖尿病者，一天可以吃 1～2 个苹果；糖尿病患者，只要血糖平稳，一天可以吃半个苹果。

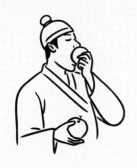

苹果滞销，求购买！

我来薅羊毛！

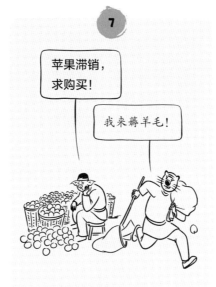

2. 梨——天然矿泉水。梨鲜嫩多汁，富含维生素、钙、铁、膳食纤维，能缓解"秋燥"，减轻咽喉干、痒、痛等不适。

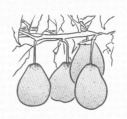

我们可以生吃梨，如果不能吃冷的东西，则可以蒸熟了吃，也可以加银耳一起煮着吃。

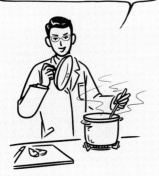

3. 石榴——血管卫生员。
冬天是心血管疾病高发季节，
石榴含有有机酸，
可清除血管内脂质物质，
还能保护心脏和血管。

血管

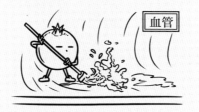

有研究发现，
成人每天吃一个石榴，
或饮用 200～300ml 石榴汁，
可以降低心血管疾病
患病风险。

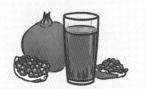

第一章 营养与健康

不过石榴有个问题，就是吃太多反而吸收率会下降，推荐每天吃一次，每次不超过150g，吃完石榴立刻漱口，防止石榴中有机酸对牙齿的破坏。

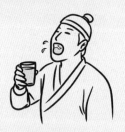

4. 柚子——减肥好助手。柚子属于低热量水果，含有的果酸等物质能有效刺激胃肠黏膜，降低食欲，从而起到减肥的效果。

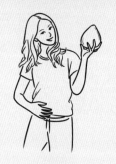

柚子一天吃2～3瓣，不宜空腹吃，最好在两餐之间吃。

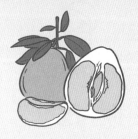

5. 鲜枣——营养全能冠军。鲜枣含有大量的维生素C，还含有B族维生素、膳食纤维以及多种有机酸。

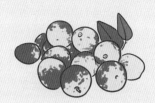

鲜枣一定要慢慢咀嚼着吃，要把外面的皮嚼烂了再吃进去，否则会引起胃肠不适。

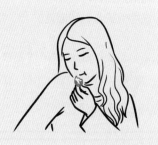

干枣不如鲜枣，因为在晾干过程中会损失大量的维生素C。

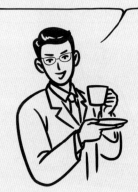

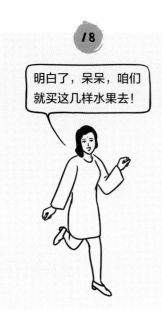

明白了，呆呆，咱们就买这几样水果去！

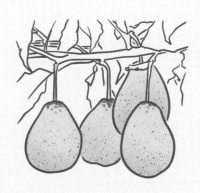

协 和 医 生 说

协和专家来辟谣，
银耳压根儿没有胶原蛋白

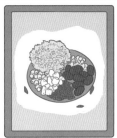

文字：北京协和医院 于 康

1

双十二过去这么久了，你怎么还在剁手？

我听说吃银耳能补充胶原蛋白，对皮肤好。在变美的这条路上，必须盘它！

2

那也让我吃点，我要男大十八变！

省省吧！你需要的不是胶原蛋白，而是少吃！

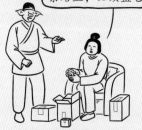

3

想靠银耳来补充胶原蛋白，恐怕要让你们失望了。正好，北京协和医院临床营养科的于康教授在喝茶，就让他来为大家辟辟谣吧。

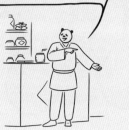

4

很多人认为，银耳营养丰富，尤以胶原蛋白居多，不仅对身体好，还能使皮肤变得光滑细腻，被赐名"平价版燕窝"。

于康 教授

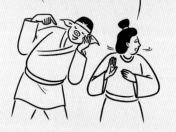

5

再加上它甜糯软滑的口感，深受各位爱美吃货的青睐。可实际上，银耳的营养价值并没有大家期待的那么高。

我读书少，您不要骗我。

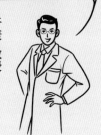

 协和医生说 2

6

与同属于菌类蔬菜的木耳相比，银耳并无独到之处。虽然它也含有黏性蛋白、膳食纤维、矿物质等，但含量都不高。总体营养价值也略输木耳一筹。

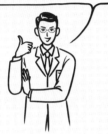

7

那传说中的胶原蛋白……

传说中的胶原蛋白真的只是个传说！

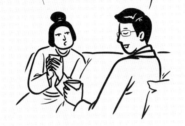

8

胶原蛋白只存在于动物性食品中，如猪蹄、牛羊肉、鸡蛋等，银耳中压根就没有胶原蛋白。同理，目前另一种网红食品——桃胶也是如此。

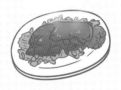

9

可是每次喝银耳羹，都有种黏黏的"胶质感"啊！

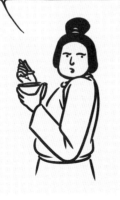

10

银耳羹黏稠的口感，与银耳中的多糖成分有关。多糖属于可溶性膳食纤维，长时间熬煮使银耳细胞壁被破坏，多糖溶解到水中，喝起来就有种黏糊糊的口感。

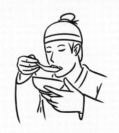

11

我变美的梦，全都是泡沫……

不仅不能变美，一不小心还有可能变丑！

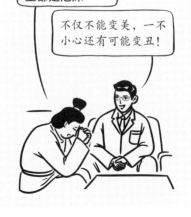

12

银耳常见的食用方法是银耳莲子汤、银耳红枣汤等，或多或少都会添加糖。长期食用会导致糖分摄入过多，引起肥胖。

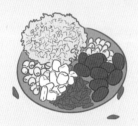

13

那我只好转换思路了。呆呆，快把你的脚丫子贡献出来！

救命啊！我的玉足不保啦！

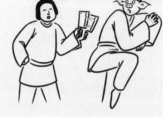

14

呆呆莫慌。敏敏姑娘听好了，别说银耳原本就不含胶原蛋白，就算是富含胶原蛋白的食物，它吃下去也不能美容！

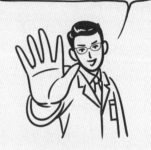

15

您真护着他！众所周知胶原蛋白能美容啊，什么胶原蛋白口服液、胶原蛋白胶囊、胶原蛋白护肤品、胶原蛋白面膜……

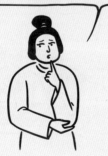

16

且打住！无论是哪种形式的胶原蛋白，只要是吃下去，它在体内会先分解成氨基酸，然后再被人体所利用，并不能直接变成皮肤里的胶原蛋白。

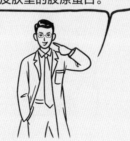

17

涂抹在脸上的胶原蛋白也没用，因为蛋白质属于大分子物质，皮肤是吸收不了的。

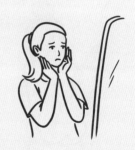

18

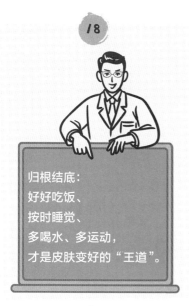

归根结底：
好好吃饭、
按时睡觉、
多喝水、多运动，
才是皮肤变好的"王道"。

19

虽然银耳的作用并没有想象中那么神奇，不过可以让羹汤或菜品看起来更有食欲。就这点而言，它的作用是别的食物无法取代的。

20

怎么听起来就像个花瓶的角色，和我一样。

想必你对花瓶的定义有点儿误解。

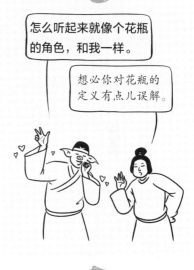

21

如果喜欢它的口感，可以适量食用；但若想美容养颜、养生保健、延年益寿，那也只能想想罢了。银耳最多也就能帮着清清肠道，跟一般的菌类蔬菜没啥两样。

22

害我空欢喜一场。原以为吃了银耳，皮肤就能像银耳一样白白嫩嫩呢！

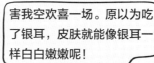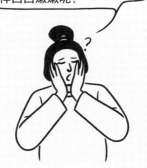

23

购买银耳时，也要特别注意：因为大家对银耳的外观要求比较高，希望像雪一般洁白，所以有些不良商家会在这方面做手脚。

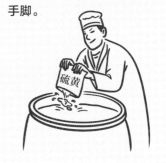

硫黄

第一章 营养与健康

我们看到的颜色雪白的银耳，很可能是经过硫黄熏泡后才变白的。天然的银耳微微泛黄——并非因为放置时间长才变色，而是银耳的本色。

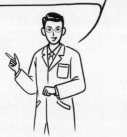

买银耳时，别忘记闻闻有没有硫黄的刺鼻气味。颜色太白的不要买，选那种微微泛黄、形状圆整、耳花大且松散的才健康。

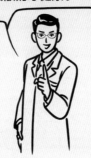

明白了！感谢于教授为我们扫清关于银耳的误区！

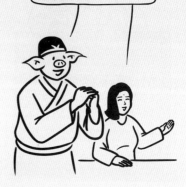

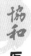

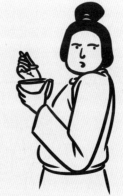

喝牛奶有四个禁忌，
一定要了解

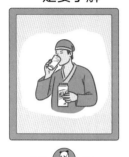

文字：北京协和医院 于 康

1

最近睡眠不太好，估计得喝点牛奶救一救了！

喝牛奶学问大，有四大禁忌，你知道吗？

2

那必须不知道啊！怎么还有禁忌？不就喝牛奶吗？

3

喝牛奶确实有四个禁忌，咱们今儿仔细盘一盘。

于康 教授

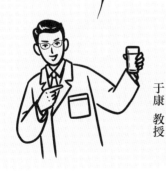

4

禁忌一：空腹喝牛奶。
首先，牛奶是在小肠中通过乳糖酶分解的，这样乳糖才能分解成单糖，进入血液。

空腹喝牛奶

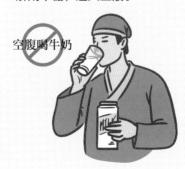

5

而咱中国有三分之二以上的成年人小肠中缺乏乳糖酶，缺少乳糖酶的作用，乳糖就直接进入大肠，从而被大肠杆菌等细菌代谢、发酵、产酸产气，随后就会出现腹泻等不适症状。

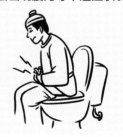

第一章 营养与健康

6

其次，空腹喝牛奶之后，牛奶在胃肠道通过的时间加快，在胃内停留时间变短，排空时间变快，吸收效率降低。

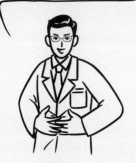

7

所以，喝牛奶时应配上固体食物，最好是配上主食，如面包、蛋糕、点心、饼干等。

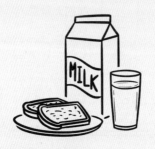

8

一边喝牛奶，一边吃东西，然后就更胖了。

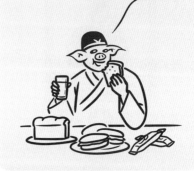

9

禁忌二：喝牛奶的时候喝咖啡或喝茶。牛奶中含有丰富的钙离子，茶叶中含有单宁酸，钙会与单宁酸反应产生不溶解的钙盐，会影响钙的吸收。

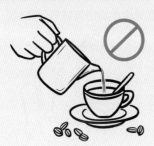

10

据统计，长期喝茶、饮用咖啡的人群，骨质疏松的概率相对要高一些，这可能与茶、咖啡影响钙吸收直接相关。

骨质疏松

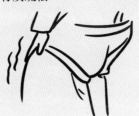

11

原来是这样，以后再也不喝奶茶了！喝咖啡也不放牛奶了。

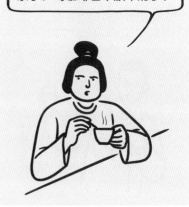

禁忌三：用高温或低温处理牛奶。很多人认为高温消毒，但高温会使奶中的酪蛋白、乳清蛋白变性。

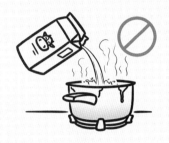

其实，用 60~70℃ 的开水冲奶粉，或者把牛奶加热到 60~70℃ 是最合适的。

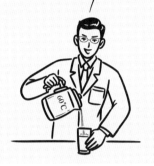

牛奶也不宜冷冻储存，因为冷冻会使牛奶中的蛋白质变性，脂肪分层；且解冻后，蛋白质和脂肪沉淀、凝固，既不利于人体吸收，也会使牛奶的价值大大降低。

不宜冷冻

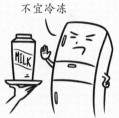

禁忌四：用牛奶送服药物。牛奶里面的蛋白质会和药物中的金属离子结合，影响一些金属离子在体内发挥作用。

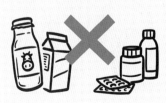

明白了。以前我嫌药苦不想吃的时候，呆呆就让我拿牛奶服药！哼，我找他算账去！

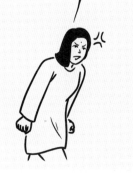

于教授，多问一句，如果一喝牛奶就拉肚子，但还想喝，该怎么办呢？

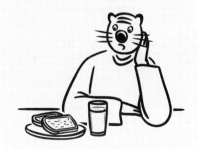

第一章 营养与健康

53

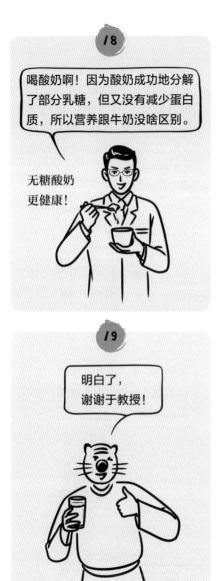

18

喝酸奶啊！因为酸奶成功地分解了部分乳糖，但又没有减少蛋白质，所以营养跟牛奶没啥区别。

无糖酸奶更健康！

19

明白了，谢谢于教授！

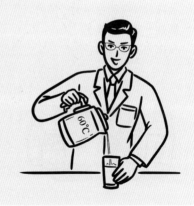

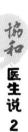

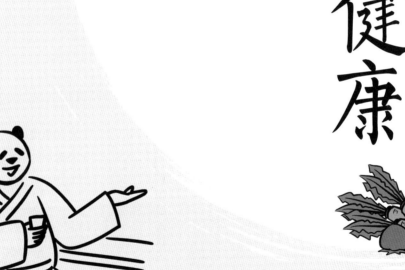

第二章

妇儿健康

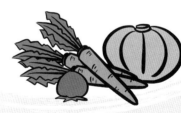

协和医生说

这样减肥，
会让人失去生育能力

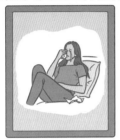

文字：北京协和医院 于 康

1

熊猫，出大事了，出大事了！我同事小丽，因为减肥，两年没来月经！而她去医院一查，竟然是卵巢早衰！熊猫，这是怎么回事啊？

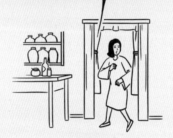

2

芷若，你这反应不对啊！记得两月前你还要以她为榜样，不吃主食，中餐吃蔬菜，晚餐吃黄瓜，瘦成一道闪电啊！

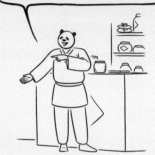

3

熊猫，别逗了，我不是坚持了两天，就坚持不下去了，出去整涮肉了嘛！你说为啥小丽卵巢早衰了啊？

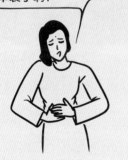

4

芷若，幸好你没跟着减肥，否则，你也和小丽一样了！

于康 教授

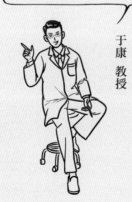

5

和男性相比，女性和脂肪的关系密切很多，说个不恰当的比喻，女性可能是脂肪做的。

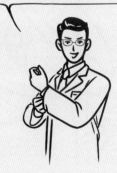

协和
医生说
2

56

因为脂肪是女性生长发育必需的营养物质，它可以参与性激素合成，是维持女性正常月经和生育能力的重要基础。

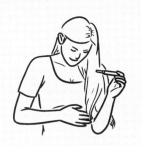

如果脂肪缺乏，则雌激素合成不足，女性会出现月经失调甚至闭经，并会影响生殖器官发育。

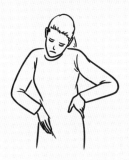

当一名女性身体里脂肪丢失 20% 以上，就会出现月经紊乱，甚至停经，丧失生育能力，严重者可能终身都无法恢复正常。

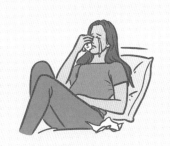

我的妈呀，那我们该怎么办啊？不减肥就胖，减了肥还会影响生育，难道我们要"云减肥"？

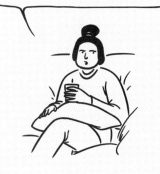

我个人建议，减肥要循序渐进。通过每天少吃几顿饭，或者过度运动瘦下来，都只是一时的效果。

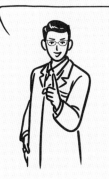

如果一个月体重减少 4 斤以上，则会出现好景不长的现象，第一个月开心，第二个月伤心，第三个月反弹。

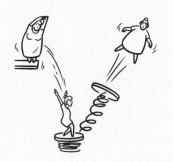

12

这是因为如果短时间内减肥太快，身体就会以为机体处于"饥荒状态"，从而产生自我保护能力，会把原本的基础代谢压缩到最低，以维持我们生命活动。

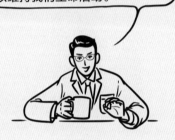

13

而如果每月减下去 0.5 ~ 1 公斤，不超过两公斤，人体就会逐渐地适应，然后就慢慢地瘦下去了。

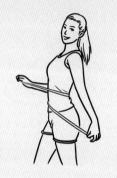

14

而要达到这个目的，就要有两个原则：下定决心、保持耐心。这样，你就会发现体重秤上的数字越来越小了！

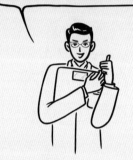

15

谢谢于教授！坚持减肥，控制体重！

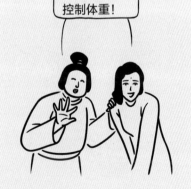

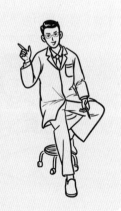

协 和 医 生 说

一胎剖宫产，二胎会大出血吗

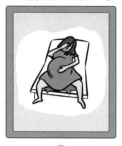

文字：北京协和医院 刘欣燕

1

改革春风吹满地，我家大姐真争气，前年做完剖宫产，今年准备再继续。

2

点个赞！但是芷若，江湖传言，一胎顺利剖宫产，二胎可能大出血！

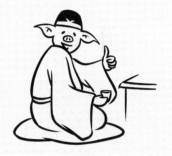

3

你个乌鸦嘴！道听途说的事儿，净拿来吓唬人！

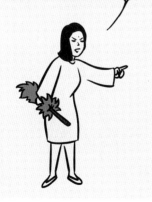

4

芷若，这次呆呆没乱说。真有一种孕妇，第一胎剖宫产后，第二胎会大出血。有关这方面更多的知识，我们请北京协和医院妇产科的刘欣燕教授讲讲吧。

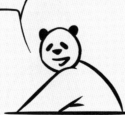

5

熊猫说的没错，有剖宫产史的二胎妈妈可能会遇到这种情况。这种病叫剖宫产瘢痕妊娠（CSP），就连有经验的妇产科医生都闻之色变。

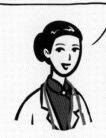

刘欣燕 教授

6

什么？！连你们都闻之色变！剖宫产瘢痕妊娠究竟是何方妖孽？

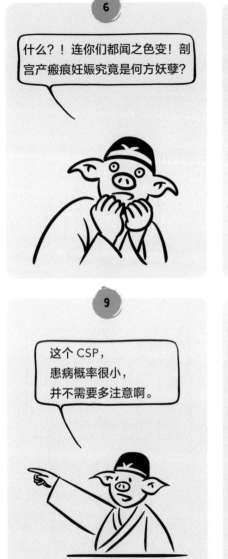

7

剖宫产瘢痕妊娠，顾名思义，就是胚胎正巧长在了上次剖宫产手术的瘢痕上！

难道这就是往伤口上撒辣椒？

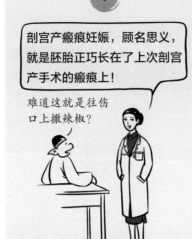

8

这种情况下胎盘会侵入子宫肌层生长，如果不处理，会出现子宫穿孔、大出血、休克、感染、多器官衰竭甚至死亡。

休克	感染
大出血	多器官衰竭
子宫穿孔	死亡

9

这个 CSP，患病概率很小，并不需要多注意啊。

10

呆呆，此一时，彼一时。国家开放二胎政策之前，我们 14 年中遇到了 12 例 CSP 大出血抢救的病例。

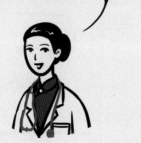

11

虽然这 12 名孕妇全部被救活，但仍然有 3 个人不得不切除子宫，从此丧失了生育能力。

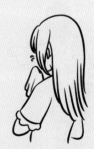

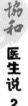

这还是在北京，如果是在偏远山区呢？那就真的保不住生命了。

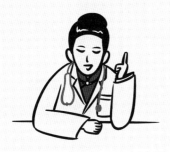

而随着二胎政策放开，再加上许多人一胎分娩时做了剖宫产，CSP 发病率急剧升高，在 2014 年的时候，我们一年就收治了 136 例 CSP 患者。

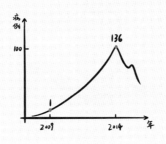

好家伙！换算下来，不到 3 天一个啊！

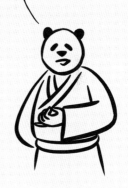

我后背开始冒凉气了，刘教授，那 CSP，也就是剖宫产瘢痕妊娠，俺们该怎么应对啊？

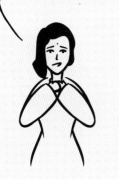

别担心。如果早发现、早处理，CSP 患者大多会有良好的预后。现在，我传给姑娘"剖宫产女性生育规划"秘诀，一共三点，你可要记清楚了。

教授请讲！

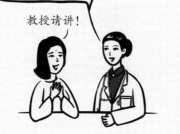

第一，剖宫产后 2 年内应严格避孕。优先建议采用长效、高效而且可逆的避孕方法，如宫内节育器和皮下埋植剂，它们的优点是避孕效率高，不需要记住服用或使用的时间，使用时间 3 ~ 5 年。

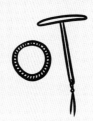

第二章

妇儿健康

18

第二，剖宫产后建议立即避孕。可以在接受剖宫产手术的同时放置含铜的宫内节育器（吉娜环）；也可以在产后 6 周放置含孕激素的宫内节育器（曼月乐）或者放置皮下埋置避孕器（依伴侬）。

吉娜环

曼月乐

依伴侬

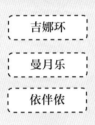

19

推荐复方口服避孕药，只要能坚持按时服药，避孕效果可达99%。

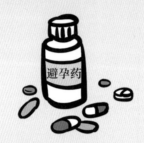

20

至于避孕套，它并不像大家想象的那么安全，但有防止性传播疾病的优点。

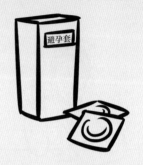

21

第三，剖宫产后再怀孕，无论是计划内怀孕还是意外中招，都应该在停经 40 天左右做超声检查，排除 CSP 的可能。

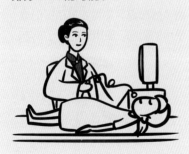

22

如果不是 CSP，孕妇接受正规产检就可以了。如果不幸是 CSP，应尽早终止妊娠，越早干预损伤越小。

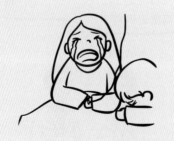

23

不用担心，度过流产恢复期还可以再尝试妊娠，再次发生 CSP 的概率微乎其微，大多数女性都能再生育健康的宝宝。

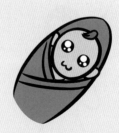

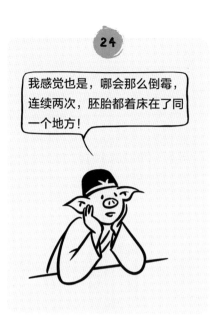

24

我感觉也是，哪会那么倒霉，连续两次，胚胎都着床在了同一个地方！

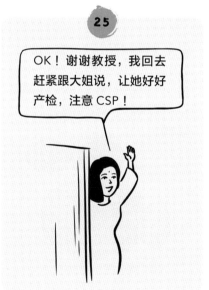

25

OK！谢谢教授，我回去赶紧跟大姐说，让她好好产检，注意 CSP！

更多详情 请扫二维码

协和医生说

人乳头瘤病毒战斗力很强，一定要注意预防

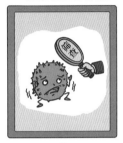

文字：北京协和医院 谭先杰

1

体检里面有一项 HPV，我听说，好多姐妹都因为这个打了疫苗，这到底是咋回事啊？

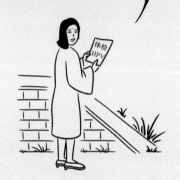

2

HPV 是人乳头瘤病毒的缩写，它广泛存在于自然界，与宫颈癌有明显的因果关系。目前被世界卫生组织确认与宫颈癌有关的 HPV 只有 14 种，称为高危型 HPV。

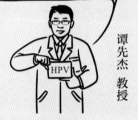

谭先杰 教授

3

而这十四种 HPV，还分为两大阵营。第一大阵营只有 HPV16、HPV18，虽然只有两种，但力量强大，尤其是 HPV16，简直是公鸡中的战斗机！

人乳头瘤病毒 HPV 有 200+ 种亚型
世界卫生组织确认的高危型 HPV 有 14 种

16，18

31，33，35，39 45
51，52，56，58，59 66，68

4

纳尼，为什么 HPV16 这么酷？

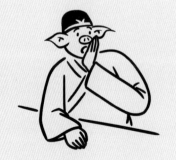

5

流行病学调查显示，所有宫颈癌中，由 HPV16 感染引起者占 57%，由 HPV18 感染引起者占 16%，也就是说，这两种 HPV 联合导致了 73% 的宫颈癌！

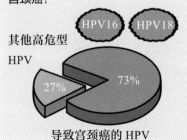

HPV16　HPV18

其他高危型 HPV

27%　　73%

导致宫颈癌的 HPV

HPV16、HPV18 属于 BOSS 级怪物，其余 12 种 HPV 病毒属于精英小怪级别。

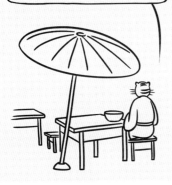

还有一项研究也证明了 HPV16 和 HPV18 感染在宫颈癌中的霸气地位，具体如下图。

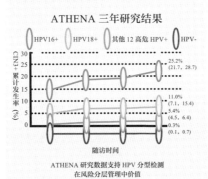

ATHENA 三年研究结果

HPV16+　HPV18+　其他 12 高危 HPV+　HPV-

纵轴：CIN3+ 累计发生率（%）

25.2% (21.7, 28.7)
11.0% (7.1, 15.4)
5.4% (4.5, 6.4)
0.3% (0.1, 0.7)

随访时间

ATHENA 研究数据支持 HPV 分型检测
在风险分层管理中价值

如果检测发现感染的是其他 12 种类型的 HPV，那么这群人在 3 年之内发生宫颈上皮内瘤变 3 级（CIN3）及更严重病变的概率是 5.4%。

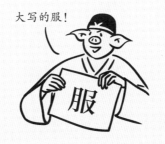

宫颈癌

如果检测发现感染是 HPV18，那么这群人在 3 年内发生 CIN3，甚至更严重病变的概率是 11.0%。

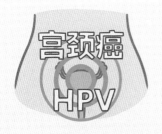

宫颈癌
HPV

如果检测发现感染的是 HPV16，那么这群人在 3 年之内发生 CIN3 及更严重病变的概率是 25.2%。

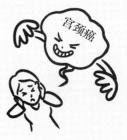

大写的服！

服

还有，如果感染 HPV 之后，可能会表现为液基薄层细胞学检查（TCT）异常。但从群体筛查来看，宫颈仅有 HPV 感染，但 TCT 正常，问题也不会太大。

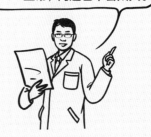

第二章

妇儿健康

可是，这个结论，是除了感染 HPV16 和 HPV18 之外的！

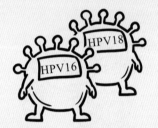

一项研究显示，在 HPV16 检测阳性、TCT 检查为正常的女性中，阴道镜检查后，有 13.6% 的女性存在宫颈上皮内瘤变 2 级（CIN2）的变化！

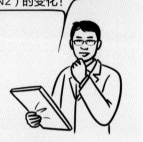

换句话说，有 HPV16 和 HPV18 感染的患者，不管 TCT 正不正常，都要做阴道镜检查！

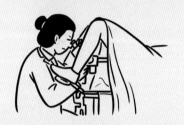

那检测出 HPV 感染的女性该怎么办呢？

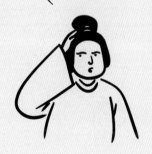

我们平常要注意筛查。如果所有 14 种高危型 HPV 均为阴性，一年复查一次即可。

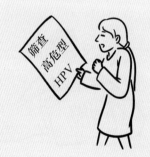

筛查
高危型
HPV

如果是其他 12 种病毒感染，应当行检查（TCT）分流：如果检查（TCT）为阴性，1 年后复查；如果检查（TCT）为阳性，做阴道镜检查。

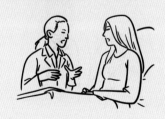

18

如果发现
HPV16 或 HPV18 感染，
赶紧做阴道镜检查及活检。

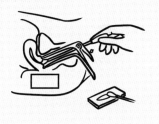

19

最后，我们要放松心情。因为绝大多数女性的 HPV 感染为一过性，80% 的感染者会在 8 ～ 12 个月内自行清除。

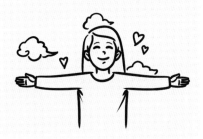

20

就算在持续 HPV 感染的女性中，只有很小一部分病毒感染会进展成为宫颈病变。只要注意筛查，就能阻断这一进程，将宫颈癌扼杀在癌前病变状态。

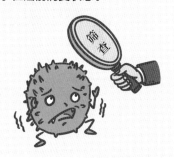

21

明白了，
谢谢谭教授！

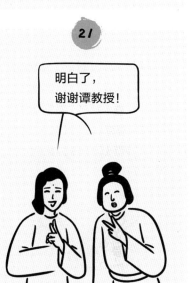

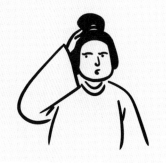

第二章

妇儿健康

协和医生说

远离宫颈癌

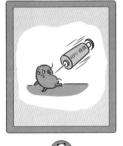

文字：北京协和医院 谭先杰

1

芷若妹子，听说有宫颈癌疫苗了，赶紧去打疫苗吧！

咦？宫颈癌疫苗，我为啥要打这个呢？

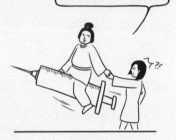

2

芷若姑娘，宫颈癌，江湖人称红颜杀手，尤其愿意侵犯妙龄女子。下面就请北京协和医院的谭先杰教授，给你讲讲宫颈癌和人乳头瘤病毒（HPV）疫苗的重要性吧！

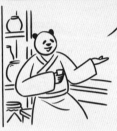

3

宫颈癌的传播途径和艾滋病相似，主要途径是性行为。

谭先杰 教授

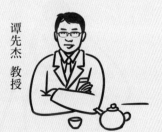

4

如果说艾滋病是性爱导致的病，那么宫颈癌就是性爱导致的癌。你想想，你在浓情蜜意，热情似火的时候，突然来这一幅画面，简直就是被泼了一瓢冷水！

宫颈癌

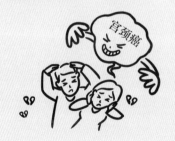

5

因为宫颈癌在早期多半没有症状，或者即使有症状，也容易被忽视。所以，宫颈癌还有"冷血杀手"的称号。

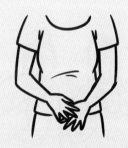

协和医生说 2

6

宫颈癌不像感冒、肠炎、肺炎等疾病，会让你咳嗽、流鼻涕、拉肚子、喘不过气，它完全就像一个训练有素的杀手，在黑暗处等待着给你致命一击。

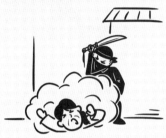

7

啊？宫颈癌这么可怕？

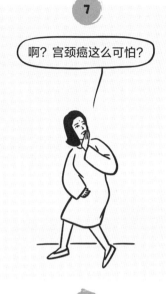

8

当然，根据 2018 年世界卫生组织的统计，全球每年有 57 万的新发病例和 31 万的死亡病例，中国的新发病例和死亡病例均占全世界的 1/5。

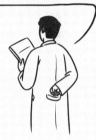

9

具体来说，每 30 ~ 35 个女性中，就有一个女性不幸遭遇宫颈癌，全球每两分钟，就会有一名女性因为宫颈癌去世。

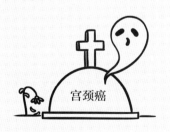

宫颈癌

10

我可不想突然去世！可癌症又不是传染病，为啥还需要打疫苗呢？

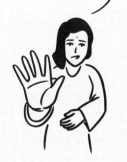

11

因为宫颈癌是由人乳头瘤病毒（HPV）持续感染引起的疾病。这个 HPV 啊，它家族很大，有些危险性很低，比如说人身上的瘊子就是低危 HPV 引起的。

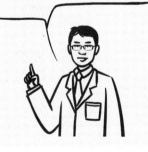

第一章 妇儿健康

12

有些则危险性很高，比如导致宫颈癌的高危 HPV。高危 HPV 种类不是很多，一共 14 种。

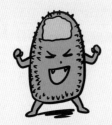

13

所以打疫苗预防宫颈癌，实际上是通过疫苗预防 HPV，从而达到预防宫颈癌的目的。

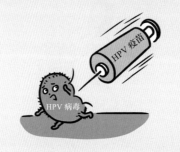

HPV 疫苗

HPV 病毒

14

那我们打了疫苗，就可以万事大吉，彻底告别宫颈癌了吗？

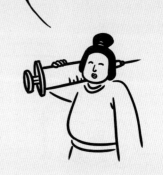

15

这是一个非常错误的思维。古人说，上医治未病，中医治欲病，下医治已病。宫颈癌的防控体系，也可分为三级。

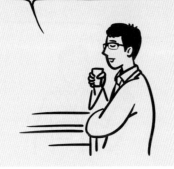

16

这个有意思，就相当于足球比赛中所说的后腰、后卫和守门员。

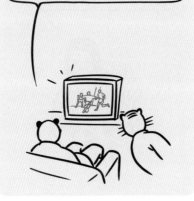

17

咱们宫颈癌的第一道防线，就是病因学预防，也就是打疫苗。世界卫生组织认为，除了调整生活行为方式外，HPV 疫苗接种是宫颈癌最有效的一级预防措施。

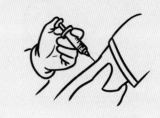

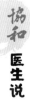
协和医生说 2

70

18

世界卫生组织认为 9 ~ 45 岁的女性，如果有条件，都推荐接种疫苗。目前有二价、四价和九价疫苗。

HPV 疫苗

19

二价疫苗可以预防 HPV16 型和 HPV18 型感染，超过 70% 的宫颈癌都是由这两种病毒引起的。

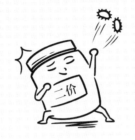

20

四价疫苗能预防 6、11、16、18 型 HPV 感染，其中 HPV6 和 HPV11 不属于宫颈癌高危型 HPV 病毒，但是会引起尖锐湿疣。

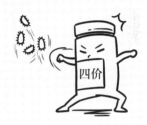

21

九价疫苗能预防 6、11、16、18、31、33、45、52、58 型 HPV 感染。

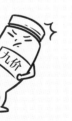

22

那第二道防线是什么？

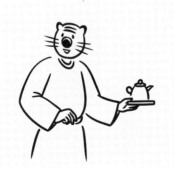

23

第二道防线是做好疾病的二级防控，这属于发病学预防，即对高风险人群进行检查，检出癌前病变早期肿瘤病例，应对其进行早期治疗。

24

其主要筛查方法包括液基薄层细胞学检查（TCT）和人乳头瘤病毒（HPV）检测。

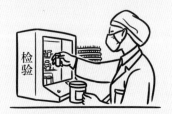

25

不同人群的具体筛查办法见下表：

人群	推荐的筛查方法	建议
< 21 岁	不筛查	
21～29岁	每 3 年细胞学单独筛查	
30～65岁	每 5 年联合筛查	不推荐单独 HPV 筛查
> 65 岁	既往筛查有足够的阴性结果可终止筛查	有过高度病变病史者，治疗后继续筛查不少于 20 年
子宫切除后	无需筛查	既往高度病变病史，继续细胞学单独筛查不少于 20 年
接种疫苗后	同未接种人群	

26

那第三道防线又是什么呢？

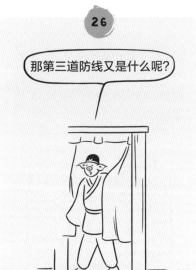

27

第三道防线，就是对确诊的、各个期别的宫颈癌手术切除、放射治疗加上化学药物治疗等。目前早期宫颈癌治疗效果较好，晚期的仍不理想。

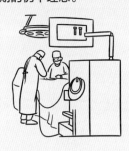

28

但这里面有个概念，即治疗效果。癌症的治疗效果不是治愈率，而是存活五年的可能性。

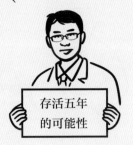

存活五年的可能性

29

也就是说，治疗效果好，是让你活过五年的概率大大增加，但不代表癌症能完全消除。

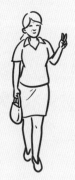

30

I 期的宫颈癌，5 年存活率能达到 80%，但IV期的宫颈癌，就只有 20%。所以说，最好是防患于未然，或者至少将其扼杀在摇篮状态。

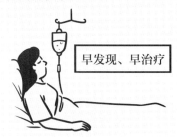

早发现、早治疗

31

有道理！必须要做好一级二级预防，才能真正地预防 HPV 感染。

OK，打疫苗去！

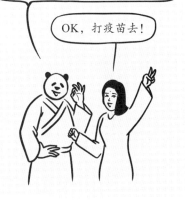

更多详情 请扫二维码

第二章 妇儿健康

协 和 医 生 说

坐月子对还是不对，
看看协和妇产科医生怎么说

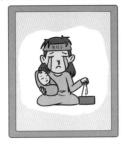

文字：北京协和医院 彭 澎

1

我妹妹和她婆婆吵架了！她刚生完孩子，婆婆让她坐月子，她不信！她说在海外留学的时候，从没听说过外国人坐月子！婆媳俩人就吵了起来。

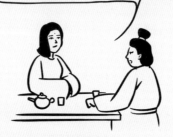

2

好像外国人真的不坐月子，但咱中国人不坐月子还真不行！唉，不坐月子的人嘲笑坐月子的人愚昧，坐月子的人认为不坐月子的人不懂养生，这月子到底该不该坐？

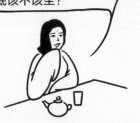

3

两位在这里讨论也没有用，咱们请北京协和医院妇产科的彭澎副教授给大家讲讲吧！

听权威专家，得干货科普

科普

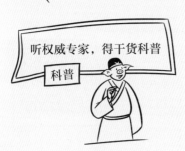

4

"坐月子"是老百姓的俗语，是指妇女在产后恢复身体的过程。

彭澎 副教授

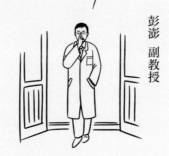

5

很多年轻人都认为这种做法很愚昧，但是，我今儿要告诉大家，在现代妇产科中，确实有产后恢复期一说。

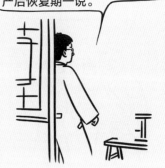

协和
医生说
2

74

6

女性在生完孩子后，子宫及其内膜的修复需要 6 周，肾盂及输尿管的复原大概需要 4 周。所以说，产妇一般需要 6 周，身体方能基本恢复孕前状态。

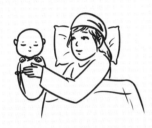

7

母亲在怀孕的时候，需要用自己的血液和营养孕育胎儿，分娩时又要流血、流汗，才能将胎儿分娩出来。

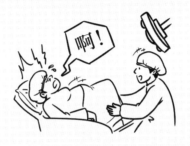

啊！

8

因此产妇身体相对较弱，病原体的侵犯、气温的变化、营养不足、过度劳累，都会导致产妇生病。

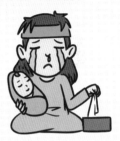

9

所以，这个时候一定要照顾好产妇，让产妇适当休养，恢复元气，这也就是"坐月子"的必要性。

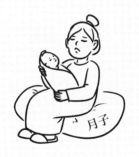

月子

10

原来是这样，那女性坐月子的时候，需要注意哪些呢？

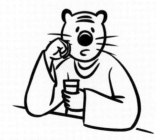

11

1. 在子宫恢复期内谨防感染，同房绝对不行！因为胎盘剥离子宫后，子宫会产生创面，这些创面在 42 天内会被子宫内膜修复。

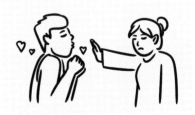

第二章

妇儿健康

子宫内膜的变化，首先是胎膜和蜕膜的脱落，然后是内膜组织的逐渐修复。我们能观察到的，起初是开头 4 天的血性恶露，之后是 10 天的浆液恶露和 21 天白色恶露。

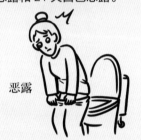

恶露

排出这些恶露主要靠子宫收缩，一旦子宫复旧不全，就容易发生胎膜或蜕膜的残留，从而导致阴道总有东西排不干净。

恶露残留

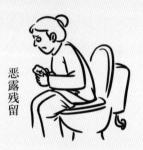

2. 应进行缩肛运动锻炼。产妇分娩时，胎儿的头部要通过阴道和盆底软组织，可造成阴道和盆底肌纤维过度拉伸。

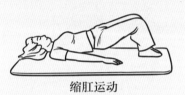

缩肛运动

如果阴道和盆底的肌肉受损，会导致阴道或盆底肌肉松弛，围绕尿道、阴道、直肠的肌肉紧箍作用下降。

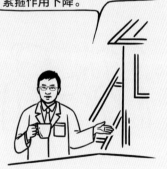

那么此时咳嗽、大笑、提重物或用力大便，就可能导致尿失禁、便失禁；严重时盆腔内的子宫、膀胱、直肠等器官会发生经阴道脱垂的现象。

咳嗽　　大笑

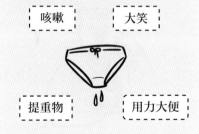

提重物　　用力大便

所以，缩肛运动很重要。缩肛运动听上去名称不太雅观，但是对盆底肌肉恢复大有好处。

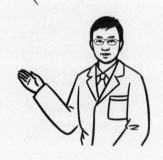

协和医生说 2

3. 应进行心理疏导。

我国产妇出现产后抑郁症的概率约为13%～15%，主要由体内激素水平变化导致。

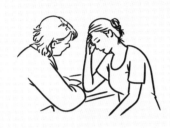

所以，产妇产后耍小脾气、使小性子、摆谱，家人不要去责怪，一定要考虑心理因素；必要时，需要去医院进行心理治疗和药物治疗。

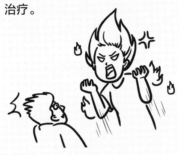

4. 复查血糖、血压。孕期有血糖血压升高的孕妇，要在分娩42天内复查血糖、血压，如果42天内血糖、血压没有恢复到正常水平，要警惕未来糖尿病、高血压的发病风险增加。

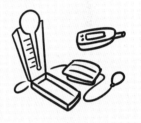

5. 保持侧切伤口干燥。大部分产妇的侧切伤口可在3～4天内自愈，如果侧切伤口出现肿胀，伤口有脓液或血液渗出的情况，则有可能发生感染或者缝线异物排斥，这时需要到医院及时诊治，而此时会阴切口的愈合时间可能需要1周左右甚至更长。

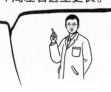

6. 良好通风。老人总说坐月子不能吹风，这就过于极端了。良好的通风能增加汗液的蒸发，减少痱子、中暑的发生概率；还有助于减少感冒发生的可能性。要知道，密闭的空间反而容易传播感冒病毒，流通的空气才能减少病毒的聚积。但是请记住，别让空调风直吹产妇。

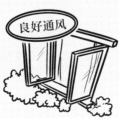

良好通风

7. 适当运动，保持卫生。自然分娩者，产后半天即可下床活动；剖宫产者，术后24小时就可下床活动。

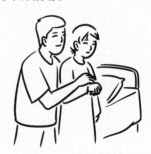

第二章

妇儿健康

24

因为适当的运动可以促进肛门排气，以恢复胃肠道功能，而且能防止下肢静脉血栓等严重的并发症。

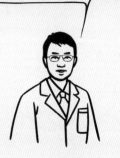

25

产后适度洗澡、洗头，既能保持个人卫生，还能预防皮肤病和传染病。刷牙不会引起别的疾病，不刷牙反而会引起龋齿、牙结石、牙周炎等问题。产妇应该保持早晚刷牙、饭后漱口的好习惯。

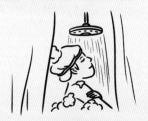

26

8. 产后三个月内不要拎重物！这点尤其重要！过早拎重物，会延缓盆底肌肉的修复和加重盆底肌肉的损伤，进而造成子宫脱垂、尿失禁等后果。

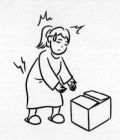

27

月子期间也不宜剧烈活动，活动以瑜伽、健身操为主，现在流行的长跑、打篮球什么的，就尽量避免吧。

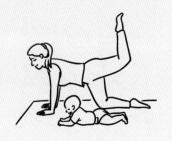

28

所以说，女性坐月子，还是有必要的，但是要科学坐月子，别太极端就可以了！希望每个新妈妈都能平稳度过这个生理恢复期！

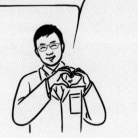

更多详情 请扫二维码

协和医生说

不要让孩子的身高输在青春期

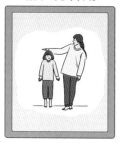

文字：北京协和医院 茅江峰

1

话说现在很多家长都在发愁孩子的身高问题。

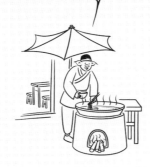

2

是啊，如果男生个子长不高是挺让人着急的。

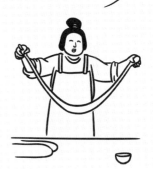

3

身高增长是青春期人体变化的主要表现之一，如果青春期身高长不上来，那么以后就再也没有机会了！

茅江峰 教授

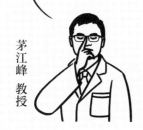

4

茅教授，那孩子长个一般都有啥规律啊？

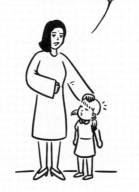

5

在青春期前，男孩、女孩的身高和生长速度基本相似。孩子在刚刚出生的两年内，生长速度最快，第一年身长可以增加大约 25cm。

新生儿

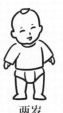
两岁

第二章 妇儿健康

6

然后孩子的身高生长速度减缓，每年以 5 ~ 6cm 的速度增加。

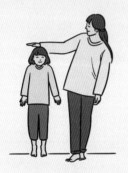

7

到青春期，男孩和女孩会迅速长高，每年可增加 7 ~ 10cm。但女孩和男孩的身高增长时机不一样。

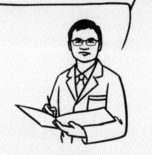

8

一般来说，在月经初潮前一年，女孩已经到达生长速度的高峰，初潮之后，身高可增长 5 ~ 6cm。

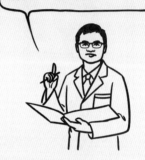

9

男孩的身高增长峰值比女孩晚两年，所以在 10 ~ 12 岁的时候，女孩身高普遍要超过同龄男孩。

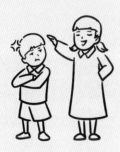

10

但男孩青春发育比女孩推迟两年，骨骺相应推迟两年闭合，身高能够多长两年，最终的成人身高，男孩往往比女孩高大约 10cm。

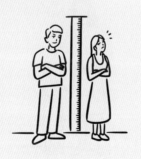

11

那么孩子长不高，主要与哪些因素有关呢？

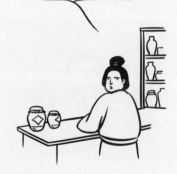

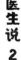

12

1. 先天因素。父母身高偏矮，比如妈妈身高不足 1.55m 或爸爸身高不足 1.66m，那么孩子的身高也可能偏矮。

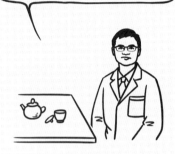

13

2. 发育太早。提前发育导致骨骺提前闭合，孩子的生长潜能就会降低。

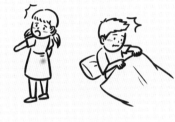

14

正所谓，先飞的未必是笨鸟，但一定犯规！

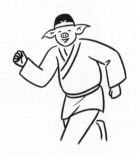

15

3. 身材过胖。过胖的人骨骺也容易提前闭合，也对身高增长不利。此外，营养不良、过度消瘦，也会影响身高。

看我这么高大威猛

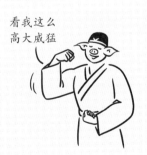

16

我们平常做到哪些，能让孩子个头再往上蹿一些呢？

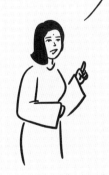

17

1. 营养适当。不能过胖也不能过瘦；对于儿童，瘦一点儿比胖一点儿更好。

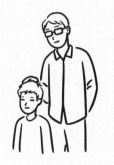

18

2. 运动。跳跃类、跑步类的运动对长高更有利，比如篮球、跳绳等。

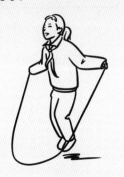

19

3. 保证充足的睡眠。晚上深度睡眠时是生长激素分泌的高峰，所以保证充足的睡眠也非常重要。

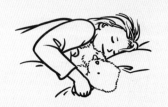

20

运动有助于身高的增加，这个理念主要来源于我们日常的经验，并没有循证医学的证据。不过运动总归是好的，有益身体健康。

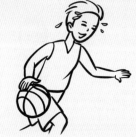

21

当父母感觉到孩子个子过矮的时候（比同龄人矮 6 ~ 10cm），或者女孩月经来潮时间过早（11 岁之前），或者男孩阴毛长得太早（12 岁之前），一定要及时找医生咨询。

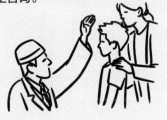

22

因为错过了时机，骨骺闭合，身高就不再增加了。一般情况下，女孩 13 岁、男孩 15 岁，骨骺基本闭合。超过这个年龄，想干预身高都太迟了。

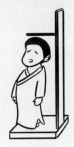

更多详情　请扫二维码

跟着协和医生这样做，
孩子长高不是梦

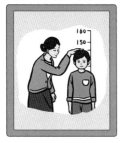

文字：北京协和医院 潘 慧

1

敏敏，你急匆匆干啥去？

我买了点骨头棒子和
田七，给我侄子送去。

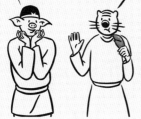

2

是不是我太 OUT 了，以前只
听过孩子爱玩具，怎么现在
娃娃开始要玩骨头棒子了？

哪里是他要，是我刻意买来
熬汤，帮他长个儿的。

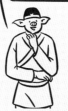
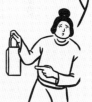

3

跟着敏敏真长知识，以形
补形。

以形补形？吃猪蹄是
不是还能补手呀？

4

你们脑洞太大，想要孩子长个，
可不能瞎补，补出毛病就糟了。
北京协和医院的潘慧教授精通长
高之道，十万孩子亲测有效，请
他来给你们好好讲讲真正有效的
长高方法。

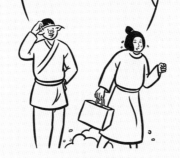

5

父母爱子女必为其计长远，在
孩子生长阶段，为他们尝试各
种增高方法，但由于缺乏辨别
力，不仅没达到增高效果，反
而耽误了生长的最佳时段。

潘慧 教授

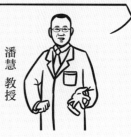

第二章

妇 儿 健 康

6

我买的这些骨头、田七，真费了不少脑子。骨头含钙丰富，田七又能增强免疫，拿来炖汤肯定能增高。

你入的都是增高的坑。骨头中的钙人体很难吸收，即使久炖，也难溶进汤里。

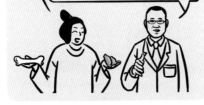

7

不应该呀？骨头汤每次越炖越白，钙质应该都渗出来了。

白色的浓汤其实大部分是脂肪，长期喝非但不能补钙、增高，反而有增肥风险。

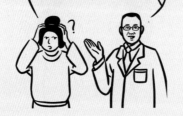

8

那田七呢？民间盛传田七煲汤能增高！

科学研究还没发现田七和增高有半毛钱关系。

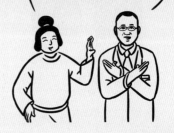

9

除此外，田七分为生田七和熟田七，临床常看到有些患者，久服生田七后，胃肠不适。所以增高万万不能乱补。

久服生田七

↓

胃肠不适

10

既然这两种食材不能增高，早知道直接买增高保健品了，省时还不用炖。

这些坑更深！已批准的保健食品 22 项功能中，压根没增高这项。所谓的增高保健品，即使有国家主管部门的批准文号，也只是补钙、补铁的普通保健品。

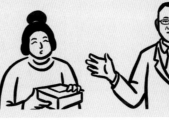
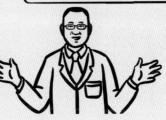

千万不能病急乱投医，经济受损事小，有些产品甚至添加了性激素，短期虽然孩子会增高一点，但从长期看，性激素加速骨骺闭合，反而影响了孩子最终身高。

口服增高药 四大坑	"坑"点	药效
"营养" 补充剂	钙，维生素 D 氨基酸	与好好吃饭 效果一样
激素类药物	号称"生长激素"的药物	口服导致成分 失去应有效果
高科技秘方	成分不明	不公布成分的药物 违反规定乱用 会导致不良后果
性激素药物	性激素	短期生长加快，骨骺 提前闭合，停止长个

这也不能吃，那也不能买，真怕我侄子以后跟我哥一样矮，连媳妇都不好找！

别急，增高如果得法，孩子能多长 10cm 呢。

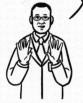

长高是长骨头，更重要的是长四肢的骨头，即长骨。4 岁后，长骨以每年 5 ~ 6cm 的速度增长。

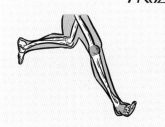

到青春期，受性激素、生长素、甲状腺素的感召，孩子进入"蹿个儿"阶段，直到软骨生长板完全被骨组织取代，骨干就不长了。

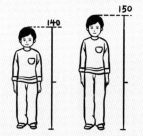

性激素、生长素、甲状腺素的感召

所以这阶段补钙是长高的关键。这阶段每多吸收 3 万毫克钙，身高便多长 1 厘米。而一般家庭膳食提供的钙，不到孩子所需钙质的一半，因此需要补钙。

第二章 妇儿健康

16

补钙是不是还要买钙片呢？

从饮食和生活方式上稍加注意即可，完全没必要额外买钙片！

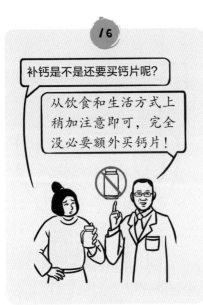

17

建议帮孩子养成终生喝牛奶或酸奶的习惯。牛奶中三分之一的钙以游离态存在，能直接吸收，一杯奶下肚，33%的钙能吸收，同时还能补蛋白质。

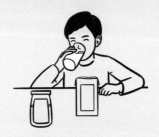

18

如果乳糖不耐受，可换成酸奶。但别选加糖的，因为糖分会使钙流失，一补一失，白吃！

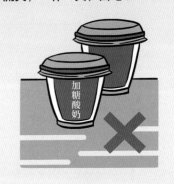

加糖酸奶

19

生活中要常带孩子晒太阳，紫外线能促进钙吸收，算是变相补钙了。

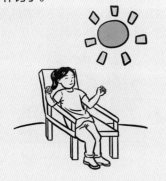

20

孩子成长到青春期后，再想长高，就该变策略了。应想方设法把长骨的"建筑物"加固：让破骨细胞把老旧的部分咬除，让成骨细胞建造更新的建筑。

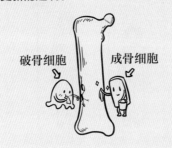

破骨细胞　　　成骨细胞

21

听起来好像不容易！

落实到日常生活上，就两个字：运动。

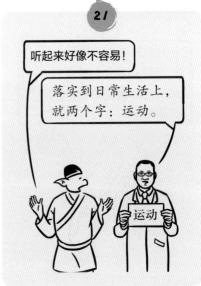

运动

22

运动有利于平衡骨骼生长和全身的钙磷代谢，促进身体发育。想事半功倍，一定选能使骨承受压力的运动，这种压力是促进骨头生长最好的刺激。

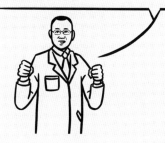

23

具体我推荐如下几种：跳绳、跑步等有利于四肢的运动；仰卧起坐、体操等有助于骨骼生长的运动；排球、羽毛球和游泳等全身综合性的运动。

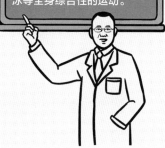

24

运动是好，可现在活动空间小，孩子运动受限呀！

那就试试跳绳，我最推荐这项运动，操作简单、方便易学，在家也能随时开练。

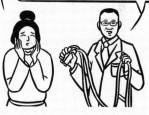

25

多谢潘教授！骨头棒子和田七还是给呆呆吧，我这就去买牛奶和跳绳给侄子送去。

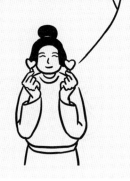

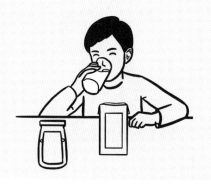

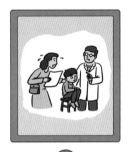

协和医生说

孩子抽动障碍该怎么办

文字：北京协和医院 王 含

1

呆呆，向你咨询个事，亲戚家姑娘，开学以后，经常挤眉弄眼，幅度特别大，去眼科点了很多眼药水都不管用！

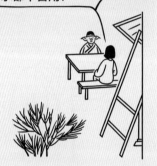

2

听你这么一说，好像是抽动障碍！

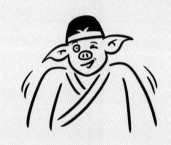

3

对！医生就说她姑娘是抽动障碍，给小丽吓坏了！以后可咋整啊！

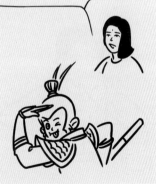

4

两位莫要着急，北京协和医院的王含副教授今日来茶馆喝茶，她是运动障碍病专家，就让她给咱们讲讲吧！

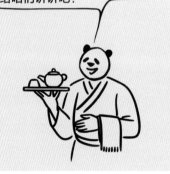

5

儿童抽动障碍，是一种神经功能障碍性疾病。

王含 副教授

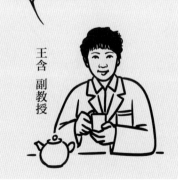

6

它主要表现为身体的抽动和发声的抽动。身体的抽动表现为挤眼睛、皱鼻子、做鬼脸、耸肩膀等。

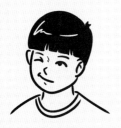

7

发声的抽动表现为频繁地清嗓子、突然地喊叫骂人、甚至发出犬吠样声音等。

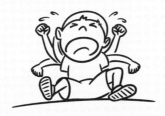

8

那王医生，孩子为啥会得抽动障碍啊？

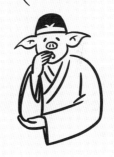

9

目前还不能确定它的病因。遗传可能对发病有一定影响，其他因素还包括环境、情绪等。

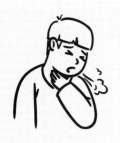

10

据统计，20% ~ 25% 的人在一生中有过抽动的经历，5% ~ 6% 的学龄儿童有抽动表现，只是症状轻重不同，病程也长短不一。

20% ~ 25%

5% ~ 6%

有抽动经历

学龄儿童有抽动表现

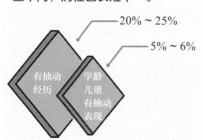

11

有些孩子症状轻，可以自愈，但有些症状重的，可能会持续到成年以后。

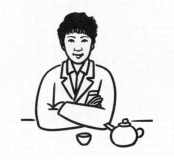

第二章

妇儿健康

那抽动障碍一般怎么治疗啊，能不能治好呢？

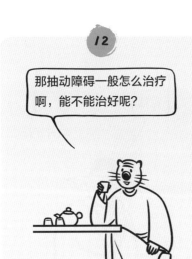

轻的抽动障碍
一般不需要药物治疗，
严重的需要服用药物，
有的还需要手术治疗。

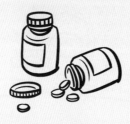

其实单纯抽动障碍还不可怕，其伴随的情绪和心理问题，才是最麻烦的，这些问题包括注意力缺陷、学习障碍和强迫症等。

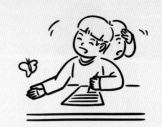

所以，抽动障碍的治疗不仅是医学问题，更是社会心理问题，需要患者、家长、老师的共同努力。

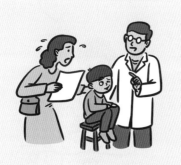

患儿应该有哪些心理准备，以及老师和家长应该如何帮助孩子呢？

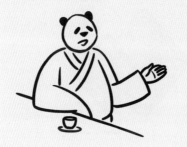

对于患病的儿童，请记住，虽然别人可能会觉得你很奇怪，但这只是你的神经网络各部位之间信号传递出现了一些"小故障"导致的。控制住情绪，故障就缓解；情绪紧张，故障则加剧。

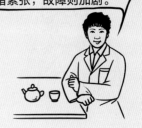

协和
医生说
2

18

但是，这种故障通常不会影响你的智力和身体的灵活性，你仍然可以参加感兴趣的活动，比如阅读、绘画、体育等。

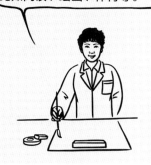

19

如果你投入地做一件事，抽动频率反而会降低。

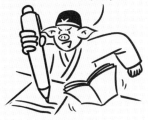

20

既然脑力、体力都不受影响，而且多数抽动障碍会随着年龄的增长自行缓解，孩子应该要建立足够的信心，自信会带你走出疾病的阴影。

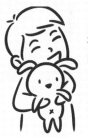

21

患儿的家长发现孩子有这种疾病，压力都会非常大。很多家长焦虑，还会批评孩子，但是，孩子一紧张，抽动反而更加加剧！

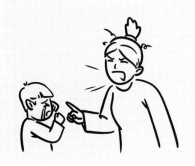

22

有些家长还让孩子"忍着点"，事实上，这种抽动是很难忍住的。抽动之前，会出现眼睛干涩、嗓子发痒、疼痛等不适感，孩子会有特别想活动的冲动去缓解不适感。

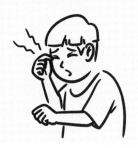

23

忍一会儿是可以的，但是最终还是无法控制越来越明显的抽动冲动，直到不可控制地发出声音或做出动作。

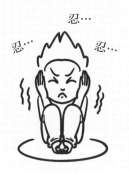

24

所以，家长需要做的，就是面对和接受，这样才能缓解孩子的焦虑情绪，降低孩子抽动发作频率。

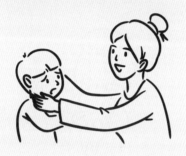

25

学校里的老师也不要歧视有抽动障碍的孩子，尽量淡化患儿与其他人的不同，不要让他们游离于集体之外。

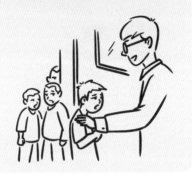

26

明白了，谢谢王医生！

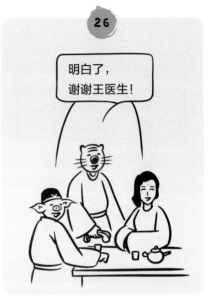

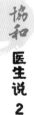
更多详情 请扫二维码

协和医生说

三分钟看懂
孩子发热该怎么办

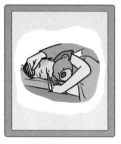

北京协和医院 焦 洋 李 冀

1

哎呀妈呀，孩子发烧了，熊猫，给我出点儿主意呗？

2

哎哟，来得早不如来得巧，孩子发烧这件事情，咱们请北京协和医院的焦洋副教授给咱们讲讲吧！

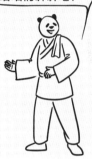

3

儿童发热非常常见，在儿科门诊至少三分之一以上的患者都是给孩子看发热的。

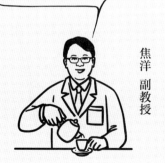

焦洋 副教授

4

不同年龄段，不同身体情况，常见的发热病因是不同的。儿童常见的三大类发热病因按发病率从高到低为：感染性疾病、结缔组织病和恶性肿瘤。

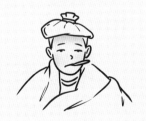

5

短时间内出现发热的最常见原因为感染，比如上呼吸道病毒或细菌感染。

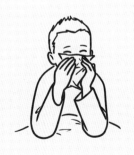

第二章 妇儿健康

6

事实上，发热是人体的一种保护性机制，当人体体温升高时，侵入体内的病原微生物活性就会变得不那么活跃，繁殖速度也会变缓，而人体的免疫系统反应性则被增强，从而达到消灭入侵的病原微生物的目的。

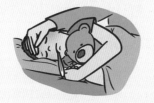

7

那孩子发烧了，是不是就要去医院挂水啊？

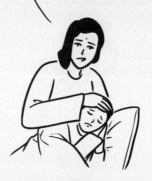

8

所谓挂水或者输液，主要是输葡萄糖或生理盐水，能起的最大作用就是一定程度补充水分。

补　水

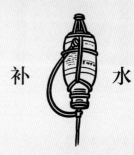

9

如果孩子能吃能喝，完全不需要承担去医院输液可能带来的副作用，比如输液反应、静脉炎。

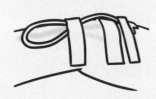

10

而且，还有的家长见到孩子发烧，就要求输抗生素，这更不对，抗生素只能对细菌引起的感染有效，但对病毒引起的感染无效。

抗生素

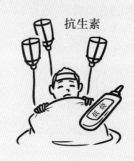

11

不分原因输抗生素反而可能要承担药物过敏、胃肠道不适等不良反应的风险；甚至可能因为滥用抗生素导致耐药菌的产生。

耐药菌

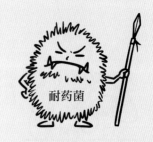

12

而且，如果都去医院输液，还会造成一些儿童间交叉感染。要知道，人满为患的儿科急诊可是麻疹、手足口病等传染病的重灾区。

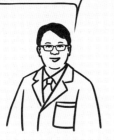

13

换句话说，本来孩子没有大毛病，结果往人群里扎，反而可能得传染病。

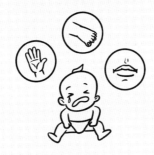

14

焦医生，您是医生，自然不必惊慌，可我们不懂医啊，如果孩子烧出事情了怎么办？您说，我们该怎么判断孩子应不应该去医院啊？

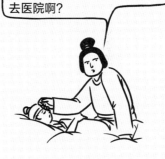

15

我教大家一个小窍门。发现孩子发烧，先别惊慌，让孩子先喝水，体温大于 38.5℃可以先用退热药退热观察，如果孩子能够退热，而且退热后精神尚可，身上没有起疹子，就继续观察。

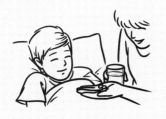

16

如果高热持续不退，孩子出现精神萎靡，有比较明显的咳嗽、腹痛腹泻、皮疹或耳痛、耳部不适等，就需要尽快就诊了。

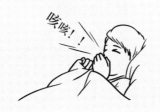

17

那有没有在家常备的退热药啊？

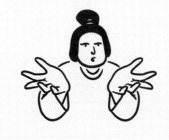

第二章 妇儿健康

18

个人推荐布洛芬混悬液或对乙酰氨基酚混悬液。儿童和成人用药剂量不一样，所以儿童不能用成人的退热药。

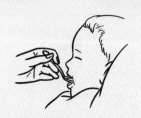

19

儿童用药的剂量一般和年龄体重挂钩，家长一定要选好合适的剂量。

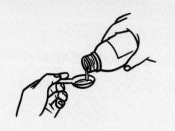

20

对于感冒引起的咳嗽，常见的止咳药均无确证的疗效，故不推荐使用。多喝水、增加环境湿度、大于 1 岁的孩子可以用蜂蜜来缓解咳嗽症状。

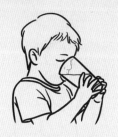

21

我们反对没有针对性地用各种药物，尤其是病毒感染引起的发热，也没有特效药物，所以不能因为家长的焦虑情绪，让孩子们承受不必要的潜在药物副作用和不舒适的用药感受。

要有针对性地用药

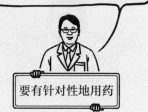

22

明白了，谢谢焦医生！

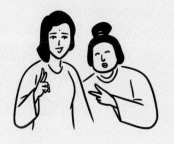

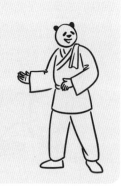

协和医生说

它的害处能吓死你，
赶紧戒了吧

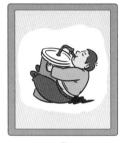

文字：北京协和医院 于 康

1

哈哈，连玩两盘王者，好累，赶紧整一瓶"肥宅快乐水"！

我去，你这是作死啊！跟你说，碳酸饮料杀精，小心敏敏打死你！

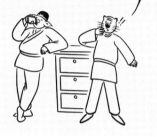

2

小虎，我感觉这次是你错了，哥们碳酸饮料没少喝，但一直生龙活虎！亲身实践，最有说服力！

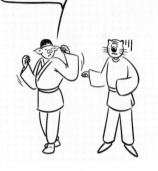

3

呆呆，你难得对一次啊！不错，碳酸饮料害处很多，但"杀精"这句话，纯属谣言！

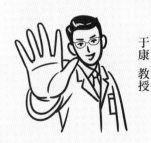

于康 教授

4

那为什么有人说碳酸饮料杀精啊？

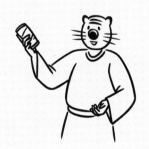

5

因为这是一个体外研究：把精子泡在碳酸饮料里，确实会被杀死。但是，事实上，咱们根本不可能让精子泡在碳酸饮料里。

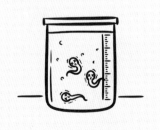

第二章

妇儿健康

97

6

据国外一项科学研究，每天摄入 101 ~ 800mg 咖啡因（大概 3 听碳酸饮料），精子质量不会降低；如果每天喝 3 听以上，精子质量会降低。

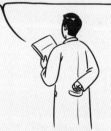

7

而且，研究人员并不认为精子质量变低是喝了碳酸饮料的原因，因为经常喝碳酸饮料的人，生活习惯你懂的。

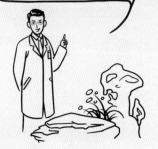

8

有道理啊！

肥宅快乐鸡　　肥宅快乐零食

喵

肥宅快乐兽

9

既然碳酸饮料不杀精，我就可以多喝了。敏敏，给我抬一吨回来！

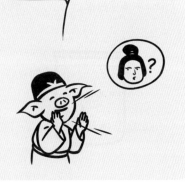

10

呆呆，饮食千万条，健康第一条，饮食不规范，亲人两行泪。碳酸饮料虽然不杀精，但是，其危害远远大于杀精。

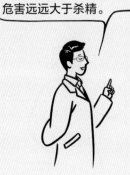

11

第一，碳酸饮料会导致肥胖。毕竟，碳酸饮料身为肥宅快乐水，它一定要维持住肥宅的最大特点：肥。

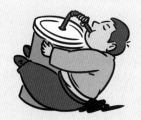

碳酸饮料里有大量的糖，这些糖都是无穷无尽的能量，除了让你变胖之外，还容易引起糖尿病、高血压等疾病。

引起糖尿病、高血压

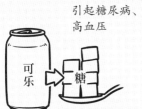

可乐 → 糖

第二，碳酸饮料里面含有大量的色素、添加剂、防腐剂等物质，他们对身体一点好处都没有，而且代谢时还会消耗身体大量的水。

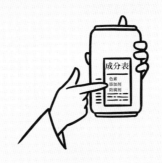

成分表
色素
添加剂
防腐剂

这就会让我们陷入一个越喝越渴，越渴越喝的恶性循环。

一杯肥宅快乐水不过瘾，那就再来一杯啊！

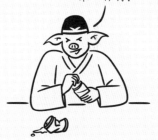

第三，长期喝碳酸饮料会造成营养不良，因为这些糖转化成能量之后，会影响我们的正常进餐，形成不良的饮食习惯，进而导致营养单一和营养不良。

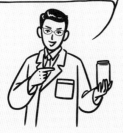

而且，碳酸饮料里面含有大量二氧化碳，这会抑制人体内的有益菌，影响肠胃的消化功能，也会导致营养不良。

营养不良

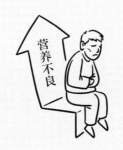

第四，碳酸饮料含有磷酸，磷酸摄入过多，就会导致钙磷比例失调，影响钙的吸收，进而导致钙缺乏。

磷酸

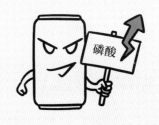

第二章 妇儿健康

99

18

而且，喝碳酸饮料的不少都是青少年，钙对青少年骨骼发育非常重要，有资料显示，喝大量碳酸饮料的青少年骨折风险是其他青少年的三倍！

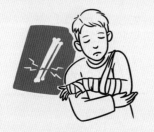

19

第五，喝碳酸饮料还会增加肾结石的风险。因为在咖啡因的利尿作用下，尿液中的钙含量会非常高，久而久之会增加患结石病的风险。

结石

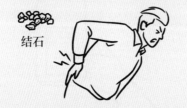

20

那所有碳酸饮料都一样吗？

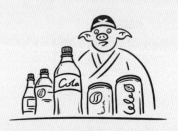

21

当然，只要是碳酸饮料，就有以上的害处。而且，所有饮料都不健康，最健康的，就是**白开水**。

白开水

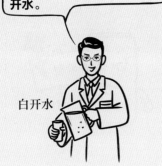

22

于教授，您说的我明白了。我呆某立誓，再也不喝碳酸饮料了。

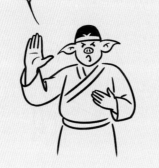

23

谢谢于教授！

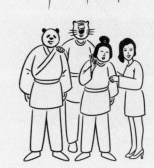

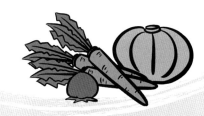

第三章

老年健康与慢病管理

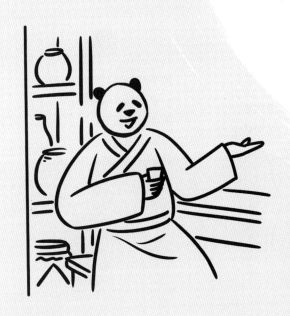

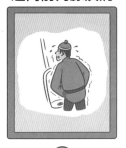

协和医生说

做好这几招，
远离前列腺疾病

文字：北京协和医院 李宏军

1

天气越来越冷了，熊猫，我有个私密的事情得问你一下，为啥一到冬天，前列腺就容易出问题啊？

咋，呆呆，难道你出问题了？

2

不是我，是我二叔。他一到冬天，前列腺就犯病，尿频、尿急、尿痛，他自己都纳闷，你说这前列腺怎么还跟老慢支似的，到冬天就发作？

3

这个问题嘛，我可给你解决不了，不如这样，咱们就请北京协和医院的李宏军教授给你讲讲相关问题吧！

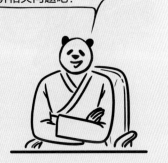

4

前列腺，是男性生殖系统的附属腺，位于膀胱与尿道生殖膈之间，包绕尿道根部，其形状和大小均似稍扁的栗子。

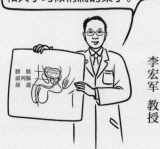

膀胱
前列腺
尿道

李宏军 教授

5

由于解剖位置的特殊原因，
一旦前列腺液淤积，
就会压迫尿道，
导致小便困难，
甚至一点儿都尿不出来。

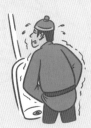

协和医生说 2

6

如果天气寒冷，前列腺会更加敏感，容易发生腺体收缩、腺管和血管扩张，造成慢性充血，进一步压迫尿道，从而出现尿频、尿急、尿痛、会阴痛、小腹及睾丸疼痛等症状。

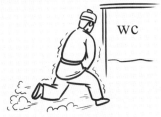

7

是啊，我二叔被这件事情困扰得不行，您有没有什么办法？

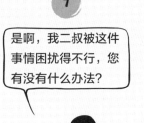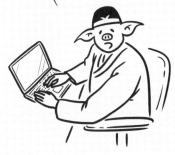

8

前列腺这件事情，保健的性价比永远比治疗的性价比要高。我这里有六个生活小妙招，你要听好了。

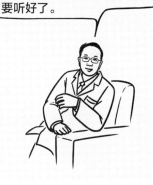

9

1. 多喝温开水。前列腺最怕的就是浓缩尿，如果喝水少，会导致尿液浓缩，有害物质浓度升高，从而危害前列腺。

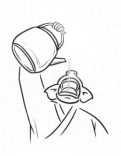

10

每天应饮用 2L 以上的水，利用尿液充分冲洗尿道，这样才有利于前列腺分泌物的排出，预防前列腺的重复感染。

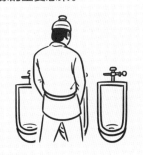

11

就算尿频的人，也要多饮水，如果夜尿多的话，晚上就别喝了，只白天喝。

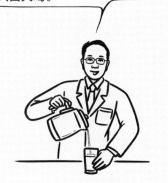

2. 不憋尿。憋尿会让膀胱过度充盈，压迫前列腺，导致血流不畅，充血肿胀，而且还会给肾脏和输尿管造成危害，甚至造成排尿困难、尿潴留和肾功能衰竭。

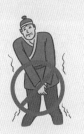

总之，有尿一定要排，前列腺疾病患者，是真有可能因为排不出尿而到急诊室的，真的有"活人被尿憋死"的先例，一定要警惕！

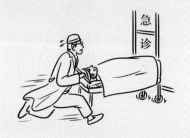

3. 戒烟酒及辛辣饮食。烟酒、辣椒等对前列腺和尿道具有较强的刺激作用，会引起会阴部位的充血肿胀和不适，还可能引起前列腺和膀胱颈的充血，降低前列腺抗病能力。

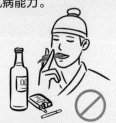

原来前列腺也怕辣！

人的很多器官都怕辣，尤其"菊花"。

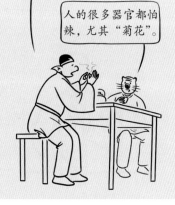

4. 保暖。前列腺喜热怕冷，局部温暖的环境可以使前列腺和尿道内压力降低，平滑肌松弛，减少出口压力，让前列腺的引流通畅。

来啊！
该穿秋裤了！

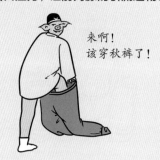

保暖还可以改善肌肉组织的紧张挛缩状态，从而使前列腺充血水肿状态得到恢复。

yeah!

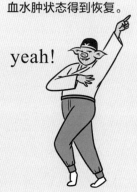

18

5. 多吃坚果和苹果。
坚果和苹果里面有丰富的
锌和抗氧化剂，
都可以增进前列腺健康。

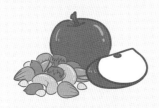

19

如果每天吃适量的苹果，就可以获得比较充足的维生素 C，达到协同防治前列腺疾病和防止疾病复发的目标。

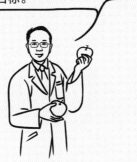

20

6. 坐立结合。前列腺怕久坐，即减少或避免需要久坐的娱乐活动，比如骑马、骑自行车或摩托车等。

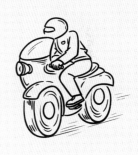

21

套马的汉子
你威武雄壮……

别威武雄壮了，
前列腺受不了！

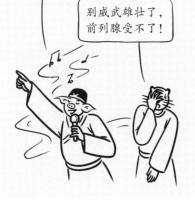

22

总之，前列腺疾病，保养与治疗同等重要，养成良好的生活习惯，前列腺疾病就不会再轻易找男士麻烦啦！

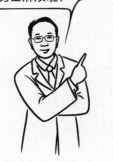

更多详情　请扫二维码

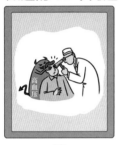

协和医生说

高血压患者必须知道的 10 个问题

主审：北京协和医院 严晓伟
文字：北京协和医院 王青海

1

呆呆，你给我讲堂课。

什么课？呆老师给你答疑解惑。

2

我二姐最近血压高，总问这问那，你能讲讲吗？

不能。这件事儿得请北京协和医院严晓伟教授的高血压研究团队的专业人士来讲，今儿咱就让王青海医生给大家讲讲。

3

高血压患者现在真的很多，从年轻人到老年人，高血压似乎成了流行病。我们总结了病人常见的 10 个问题，这里就给大家讲讲。

王青海 医生

4

第一个问题：什么叫高血压？高血压其实是一种描述性诊断，通俗地讲，是动脉血压升高超过了正常标准。

5

咱们国家定义的标准是收缩压≥140mmHg 和 / 或舒张压≥90mmHg，美国的定义更严格一些，标准是收缩压≥130mmHg 和 / 或舒张压≥80mmHg。

高血压标准定义
中国——140/90mmHg，
美国——130/80mmHg

协和医生说 2

协和医生说2

6

咱国家高血压的控制率很低，只有 15.3%，这也提示着高血压的防治形势非常严峻。

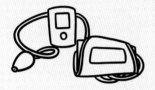

7

那高血压有什么危害啊？

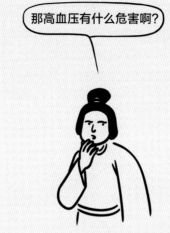

8

这是第二个问题。很多人都会问，不就血压高，能咋地？高血压确实看着没啥事，但是，会对血管和心、脑、肾、眼等器官造成危害。

高血压危害

9

急性危害包括脑出血、主动脉夹层等，可能导致患者短时间内死亡；慢性危害包括心力衰竭、尿毒症、视力模糊甚至失明等；这些损害一旦发生，不可治愈。

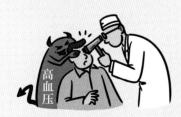

/0

所以所有高血压都需要治疗吗？

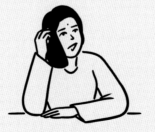

//

这是第三个问题。所有患者都应该非药物治疗。诊断低、中危的患者可以尝试数周至数月的单纯非药物疗法。高危、极高危应该非药物治疗 + 立即药物治疗。

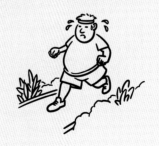

第三章　老年健康与慢病管理

那没有症状也需要吃降压药吗？

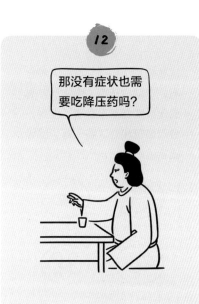

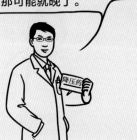

这是第四个问题。没有症状也必须要吃降压药。因为血压降不下来，就算你没症状，对心、脑、肾的损害也是存在的，等你有症状了，那可能就晚了。

降压药

第五，绝大多数患者都应该终身服药，但可以根据季节变化、血压水平调整用药数量和剂量。

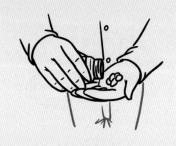

第六个问题，那降压药会耐药吗，就是你吃一阵之后，降不下去了？

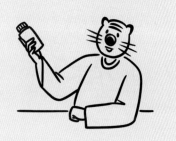

降压药极少耐药，如果在正常用药期间你血压高了，请找自身原因。最近是不是盐吃多了、情绪不好、休息不佳或动脉硬化了？

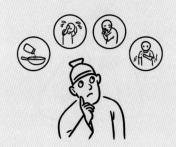

这个时候就赶紧去医院，不要擅自加药，也不要擅自换药。

医院

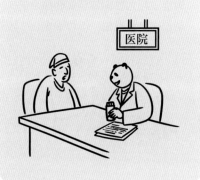

18

第七个问题，那我天天吃降压药，会不会变成低血压？

19

一般不会。降压药很多都很"稳"，血压越高，降压幅度越大；血压越接近正常的时候，降压的幅度就越小。

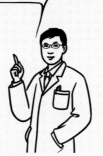

20

换句话说，如果你血压降到正常了，降压药就会维持目前的血压水平。所以不用担心血压正常后吃药变得更低，反而应该明白一个问题：不吃药血压会再次升高。尽管如此，仍需要每天进行监测，防止出现不良反应。

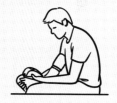

21

第八个问题，少吃盐就能降低血压吗？

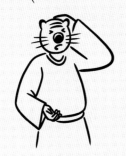

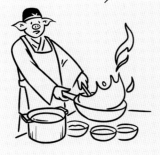

22

必须的。每增加 1g 食盐摄入量，敏感的人平均血压可升高 1~2mmHg。我国百姓摄入盐多，而且对盐敏感，所以血压容易高。

23

每天摄入 6g 以下盐，既可以协同降低血压，又可以减少血压波动。

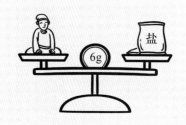

第三章 老年健康与慢病管理

第三章 老年健康与慢病管理

109

24

第九个问题，我怎么能准确知道自己吃了多少盐呢？

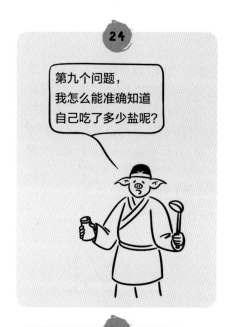

25

做一个 24 小时尿钠排泄检查，就能估算一天的食盐摄入量啦！

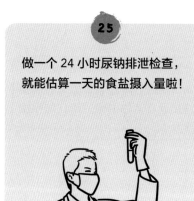

26

第十个问题，高血压患者，一般去医院都要检查什么项目啊？

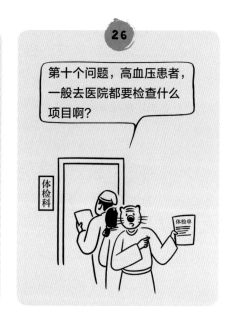

27

1. 血生化：它有助于您了解血电解质水平，以及是否合并肾脏损伤、糖尿病、高血脂。
2. 心电图、心脏彩超、尿液 ACR 检测蛋白尿：评估心脏、肾脏受累程度。

重点来了，掏出小本本记好

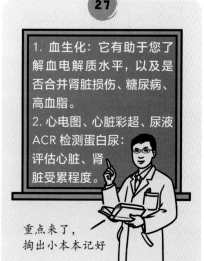

28

明白了，谢谢王医生！

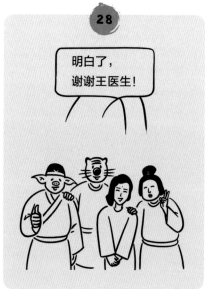

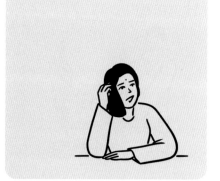

协和医生说

心血管疾病常用的 6 种检查方法，这篇全说透了

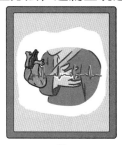

文字：北京协和医院 谢洪智

1

我二婶最近胸闷，一动就难受，结果一去医院，医生查了心电图后，说她可能是冠心病，还给她查了运动负荷试验、超声心动图、CT 啥的。

2

你说心脏病查个心电图就行了，弄这么多项检查，我觉得没啥用啊！

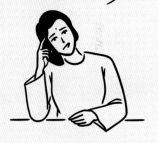

3

不要你觉得！芷若，这些检查各有各的用处。这样，就请北京协和医院的谢洪智副教授给你讲讲相关问题吧！

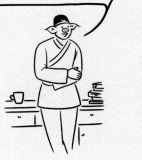

4

芷若，心血管科检查不只是心电图一种，它包括心电图、运动负荷试验、超声心动图、冠状动脉CT 检查、心肌酶检查、造影检查和心脏核素检查等。

谢洪智 副教授

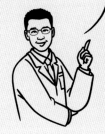

5

竟然有这么多检查！那您可得给我们好好讲讲。

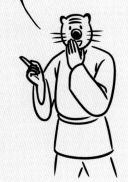

咱们用一个形象的说法，就把咱们心脏比喻成房子，房子里面有电路，有整体结构，有上下水，不论哪里出问题，咱们都挺闹心。而这些检查，就是看房子里的东西哪里出问题了。

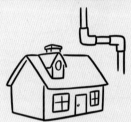

一、心电图是通过检测心脏的电流来检查心脏的办法。也就是用来检查心脏这座房子里面电器和电路的。

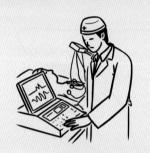

当心肌缺血时，心脏的电活动会发生变化，就像电器坏了电流会发生改变一样，这样就反映在心电图上。心电图是诊断冠心病最常用、最简单的方法。

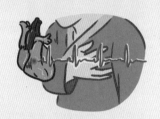

但是心电图检查有个问题，就是如果做心电图的时候胸口不疼，可能就收集不到心肌缺血的图像，这个时候就要通过增加心脏的活动量来检查是否心肌缺血。

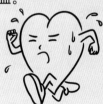

运动负荷试验是通过运动的方法促使心脏加速运动，心脏多干点儿活，心肌耗氧增多，这时候再做心电图就可以发现是否有心肌缺血了。

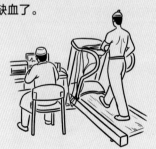

二、超声心动图可以看清心脏结构。超声心动图是利用多普勒原理检测心脏的结构和运动功能的手段。

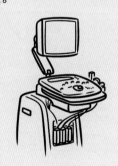

协和
医生说
2

超声心动图检查能清楚地显示心脏结构，如心壁厚薄、心腔大小、心脏瓣膜启闭等情况，还可以显示心壁的运动情况，能较准确地测定患者的心功能。

形象地说，超声心动图就相当于雷达探测器，探测你心脏结构是不是合理，墙壁稳不稳固，门是否关得严。

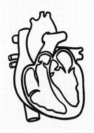

三、冠状动脉 CT 检查的作用，主要是检查我们的血管，看看里面有没有钙化和斑块，并判断血管里面是否通畅。

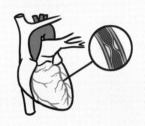

形象地说，它相当于查看我们心脏中各处供水管道，及时发现冠状动脉有无堵塞。

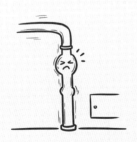

这冠状动脉 CT 检查怎么跟超级马里奥似的，水管工人啊！

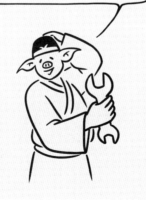

四、冠状动脉造影。冠状动脉造影是把造影剂打进血管，让冠状动脉显影，这样就可以了解冠状动脉的走向和管腔大小。

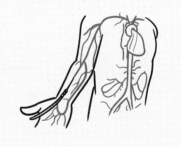

18

与冠状动脉 CT 检查相比，冠状动脉造影对冠状动脉的检查更加直接，更加可靠，它可清楚地显示冠状动脉有无狭窄，狭窄的部位、程度、范围以及病变血管的血流情况。

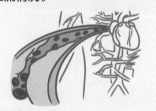

19

目前来说，冠状动脉造影是冠心病诊断的金标准。

诊断冠心病，舍我其谁！

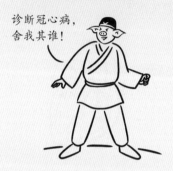

20

五、心肌酶检查。心肌酶检查是检测血液中一些酶的含量，这些心肌酶在心肌局部坏死后释放入血，所以心肌酶升高提示存在心肌坏死，这项检查是确诊心梗的重要手段之一。

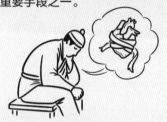

21

心肌酶检查相当于一个侦探，通过发现你房子上脱落的墙皮，以及某些细小征兆，来推测房子是否受了损伤。

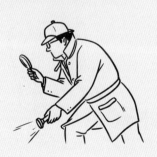

22

这哪是心肌酶检查，这是柯南啊！

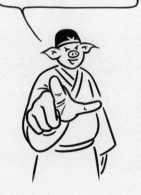

23

六、核素检查。核素检查就是把核素注入到患者体内，核素随着血流进入心脏，然后再由专门捕捉核素的相机进行显像。

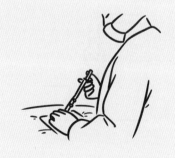

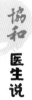

24

核素可以同时出现在心房、心室以及心肌内，所以，核素检查除了可以观察心室收缩和舒张的状态，还可以明确缺血部位和范围大小。

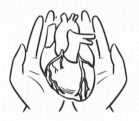

25

以上就是心血管科常用的检查。每种检查对心脏有不同的用处。

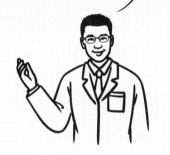

26

听您这么一说，我就明白了，我得给我二婶做做思想工作，让她老老实实地检查，坚持治疗！

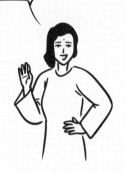

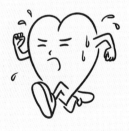

协和医生说

这病与脑梗关系密切，一定要注意治疗

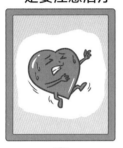

文字：北京协和医院 高 鹏

1

我的妈呀，前院老李，一直有心慌的毛病，可是前几天突然脑梗了！真心不理解，你说明明心慌，怎么就脑梗了？

2

呆呆，老李一直有房颤，又不去看病，这就是典型的卒中先兆啊！这样吧，咱们请北京协和医院的高鹏副教授给你讲讲相关问题吧。

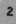

3

大家好。房颤，是心房颤动的简称。正常咱们的心脏是先有心电活动然后再有心脏跳动。节律是窦性心律，其顺序是窦房结－房室结－房室束－左右房室束分支。

高鹏 副教授

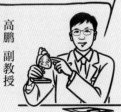

4

整个心脏的司令部，就是窦房结；只有它发放了电信号，心脏才跟着动。

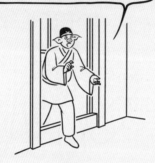

窦房结
房室结 ——— 左束支
右束支

5

房颤患者则是心房各部位都开始无规律发放电信号，最终导致心跳不规律和持续性颤动，简而言之，就是心脏乱跳。

~苍茫的天涯~
~是我的爱~

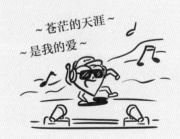

6

房颤是临床上常见的心律失常之一，发病率随着年龄增长而提升。据统计，在 80 岁以上的人群中，四分之一有房颤。

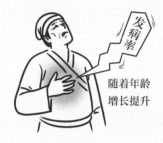

随着年龄
增长提升

7

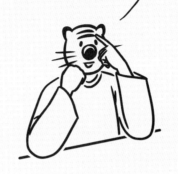

可这房颤咋引发的脑卒中啊？心脏和脑袋也不挨着啊！

8

房颤一发作，由于心房电信号乱下达，弄得心房一通乱跳，频率可达 350~600 次每分钟。

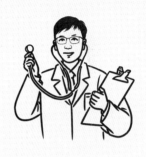

9

可你别看心房跳得欢实，这种情况下，心房不能规律有力收缩，心室和心房不协调、没默契，这样心房的血液流动就缓慢和紊乱。

心房狂跳猛如虎，
一看喷血零点五（ml）

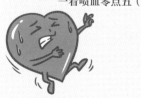

10

有道是流水不腐，户枢不蠹，心房里的血液流动缓慢，于是，就容易凝结成血栓。

这就好比豆浆
变成了豆腐脑

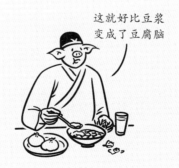

11

别看血栓现在在心脏里呆着，但它总有一天会从心房掉下来，之后随着咱们血液循环流动。一旦栓子在脑血管里卡住了，立马就脑卒中。

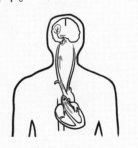

所以说，房颤是缺血性卒中的主要病因之一，约五分之一到三分之一的卒中最终可归因为房颤。

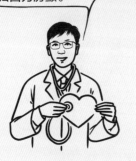

房颤患者卒中发生率比无房颤者高了近5倍，且房颤患者相关卒中的死亡率是无房颤患者的2倍。

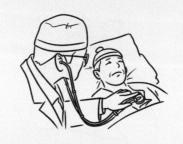

好家伙，这心脏里的血栓，就是八卦炉里的孙悟空啊，只要一出去，就要大闹天宫！

我会出去的！总有一天，我！会！出！去！的！

血栓

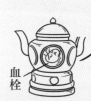

得，有房颤就有血栓，那什么原因能引起房颤啊？

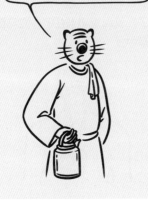

1. 年龄。
2. 心脏疾病，如心梗、充血性心衰、心脏瓣膜病。
3. 高血压。
4. 甲亢。
5. 慢性阻塞性肺疾病、睡眠呼吸暂停。
6. 过量饮酒。
7. 房颤。
8. 家族史。

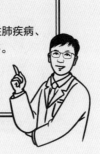

那房颤患者怎么知道自己离卒中有多远啊？

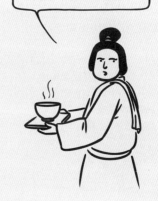

18

评分啊！房颤患者看自己离卒中有多远，就用这个 CHA2DS2-VASc 评分方法。总分≥1 分，就是高风险卒中，≥2 分，赶紧去医院吃抗凝药。

危险因素	评分
充血性心力衰竭/左心功能不全	1
高血压	1
年龄≥75 岁	2
糖尿病	1
中风/短暂性脑缺血发作/血栓史	2
年龄 65～74 岁	1
血管病史	1
性别（女性）	1
总分值	9

英文字母太长，咱们就把他叫做"房颤—卒中导航地图"吧！

19

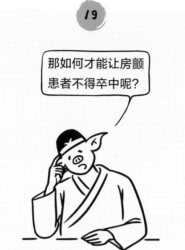

那如何才能让房颤患者不得卒中呢？

20

1. 抗凝药预防。房颤不是容易让血液凝固嘛，那咱就用抗凝药，绝对不能让心脏里的血液出现"卤水点豆腐"的状态。

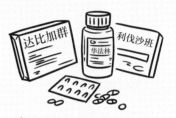

常用的抗凝药物有华法林、达比加群、利伐沙班等。

21

2. 积极治疗房颤。射频消融术是治疗房颤、预防卒中的有效途径，而且几乎不会对机体造成严重危害。

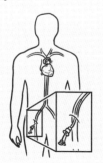

22

进攻是最好的防守，与其防守治疗，不如使用主动进攻的方式终结房颤，以绝后患。

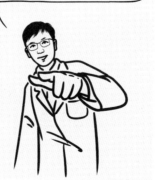

更多详情　请扫二维码

协 和 医 生 说

每8秒就有一个中国人被它夺去生命，一定要小心

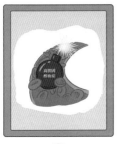

文字：北京协和医院 刘震宇、朱园园

1

最近论文逼得紧，不停查文献，这一查文献，就发现很多有意思的事情，今儿我就给大家讲讲。

2

根据 2015 年《中国居民营养与慢性病状况报告》和 2018 年统计资料来看，我国每年有近 400 万人死于心脑血管疾病，也就是大约每 8 秒就有 1 人被心脑血管疾病夺去生命。

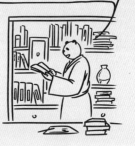

3

心脑血管疾病并非一日而成，它是由很多因素导致的。而在导致心脑血管疾病的危险因素中，高脂血症的患病率逐年增加。

高脂血症

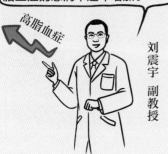

刘震宇 副教授

4

中国成人血脂异常的总体患病率高达 40.40%，也就是大约每 5 个成年人就有 2 个人存在高脂血症。

高脂血症患者

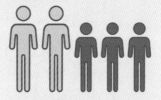

数据来源：
《中国成人血脂异常防治指南
[2016 年修订版]》

5

我环顾了一下我们茶馆，嗯，熊猫、小虎、敏敏还有我，血脂好像都高，中招率也太高了！刘医生，您得给我好好讲讲这个高脂血症。

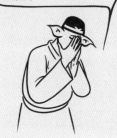

6

咱们常说的高脂血症，实际上指的是血液中的胆固醇水平或甘油三酯水平的升高。

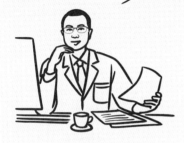

7

其中，我们更应警惕的是胆固醇水平升高，也就是高胆固醇血症。因为胆固醇直接参与动脉粥样硬化的发生、发展，可以导致冠心病、中风等，危害很大。

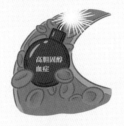

8

当然，
甘油三酯也没好到哪里去，
它是胆固醇的帮凶，
与动脉粥样硬化
也存在一定的关联。

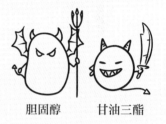

胆固醇　　　甘油三酯

9

不过，胆固醇也不能一棍子打死，高密度脂蛋白胆固醇（HDL-C）就对人体有好处，能防止动脉粥样硬化斑块的形成，减少冠心病和中风事件的发生。

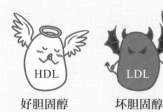

好胆固醇　　　坏胆固醇

10

而低密度脂蛋白胆固醇（LDL-C）含量过多的时候会钻入动脉壁，沉积下来形成斑块，堵塞血管，引起冠心病、中风等事件。

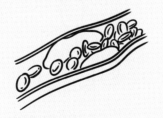

11

胆固醇升高的时候，没有任何症状，很难被发现，所以被称为"无声杀手"，即使被发现，也很少得到足够重视和有效控制。

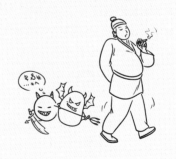

第三章　老年健康与慢病管理

12

咱们国家的高脂血症患者存在三低特点：低知晓率、低治疗率和低控制率，一些极高危人群更要控制自己的血脂水平。

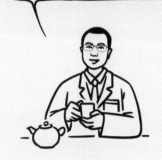

13

哪些人需要关注自己的胆固醇水平呢？

这个问题就请我们科室朱园园主治医师给大家讲讲吧！

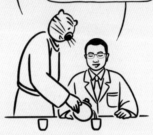

14

已经患有冠心病，发生过心梗、中风，经历过短暂性脑缺血发作，或者外周血管存在动脉粥样硬化的患者，就属于极高危患者。

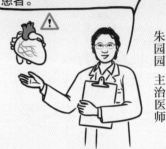

朱园园 主治医师

15

如果您有糖尿病且年龄≥40岁，或您患有高血压且合并2个或2个以上的心血管危险因素（如：吸烟，男性≥45岁或女性≥55岁，高密度脂蛋白胆固醇<1.0mmol/L），或您的低密度脂蛋白胆固醇水平≥4.9mmol/L，就属于高危患者。

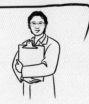

16

这两类人群都应该控制低密度脂蛋白胆固醇。极高危患者应控制在<1.8mmol/L，高危患者应控制在<2.6mmol/L。

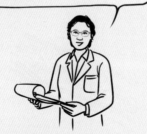

参考《中国成人血脂异常防治指南[2016年修订版]》

17

那像我们这种人，在生活中应如何降低胆固醇呢？

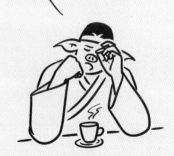

双管齐下。1. 生活方式调整。健康的生活方式是降低胆固醇水平的基础。

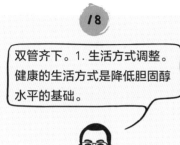

其中包括：
合理饮食，
控制体重。

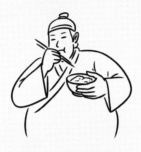

每天少吃一点儿米

适当运动，
贵在坚持。

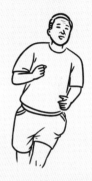

燃烧你的卡路里

严格戒烟，
限制饮酒。

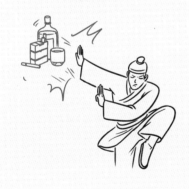

保持乐观，
心理平衡。

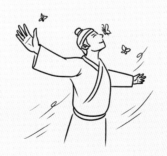

莫生气

2. 药物治疗。
他汀类药物可减少胆固醇
在肝脏的合成；
依折麦布可减少胆固醇
在肠道的吸收，
这些药物都可降低胆固醇。

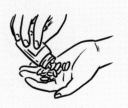

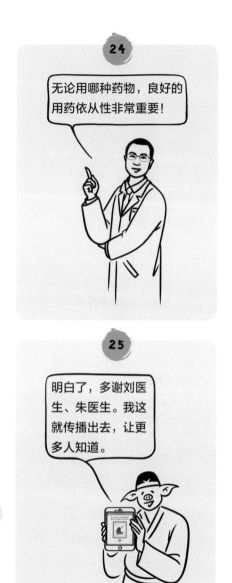

更多详情　请扫二维码

协 和 医 生 说

我国脑卒中发生率居高不下，请收下这份"协和医生秘籍"

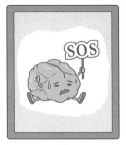

主审：北京协和医院 彭　斌
文字：北京协和医院 姜　南

1

唉，这天气越来越冷了，脑血管病高发，好多医院神经内科都开始忙碌了，就说前面小区，就住院了两位大爷！熊猫，你说这可咋整啊？

2

脑卒中是一类非常常见的疾病，在中国尤其是寒冷的北方发病率相当高。这样，就请北京协和医院的姜南医生给大家讲讲脑卒中预防的相关事宜吧！

3

脑卒中即急性脑血管病，江湖俗称中风，是由于脑血管堵塞或破裂引起脑梗死或脑出血，从而导致的一种临床急症，是人类健康的杀手之一。

姜南 医生

4

脑卒中发病率高、死亡率高、致残率高，中国脑卒中现患人数高居世界首位，脑卒中已经成为我国农村居民第二位、城市居民第三位死因。

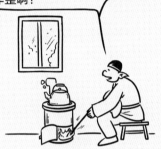

5

根据《中国卒中报告 2019（英文版）》，2018 年每 5 位死者中至少有 1 人死于脑卒中，带病生存的患者在我国已多达 1300 万。

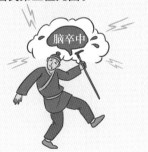

6

就算治疗及时，部分脑卒中幸存者仍可能面临重大挑战，如肢体残疾、语言障碍、社会关系缺失等。

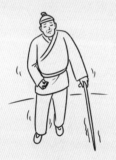

7

听着都可怕，我们应该怎样做，才能预防脑卒中啊？

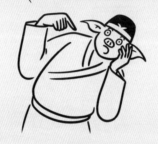

8

脑卒中的预防可分为一级预防、二级预防和三级预防。一级预防主要是让未患脑卒中的人群避免脑卒中发病，做到防患未然。

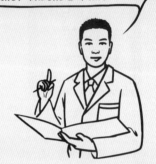

9

二级预防指的是让已经发生脑卒中的人群不再复发，做到"亡羊补牢"；三级预防是指让正在发生脑卒中的患者得到更好地治疗恢复，让患者"虎口脱险"。

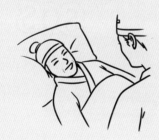

10

对于普通大众，脑卒中的预防重在防患未然。具体说来，我们需要做到以下几点。

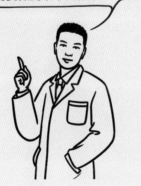

11

1. 远离"三高"：高血压、高血脂、高血糖。收缩压每升高10mmHg，脑血管病的发病风险就会增加 30%，糖尿病和高脂血症同样可显著增加缺血性脑卒中及颅内出血的风险。

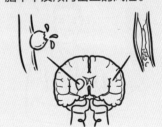

12

40 岁以上男性和绝经后女性应每年检查血压、血脂、血糖，尽早发现"三高"，必要时采用药物治疗。

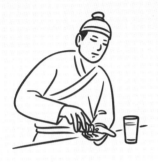

13

2. 戒烟限酒。吸烟可使缺血性脑卒中的风险增加 90%，使蛛网膜下腔出血的风险增加近 2 倍，被动吸烟同样会增加脑血管病的风险。饮酒不能带来健康获益，应尽可能少饮酒或不饮酒。

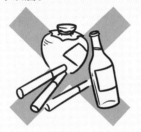

14

3. 减肥 + 运动。BMI 每增加一个单位，缺血性脑卒中的风险会增加 6%；肥胖，特别是腹型肥胖，更容易让人患脑血管病。

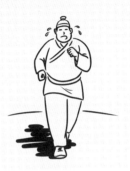

15

健康成人每周应至少有 3~4 次，每次至少持续 40 分钟的中等或以上强度的有氧运动（如快走、慢跑、骑自行车等）。

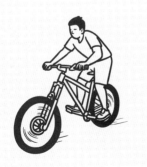

16

对于日常工作以静坐为主的人群，建议每坐 1 小时就进行 2~3 分钟的身体活动。

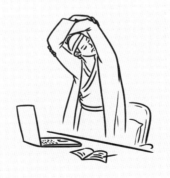

17

4. 控制饮食。做到少吃盐（每天不超过 6g），多吃鱼、蔬菜水果，增加食用全谷、豆类、薯类和低脂奶制品的量，减少饱和脂肪酸和反式脂肪酸的摄入。

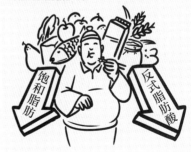

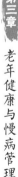

第三章 老年健康与慢病管理

18

5. 不急不躁，避免激动。脑卒中尤其出血性卒中的发作，就如同鞭炮和火星，激动的情绪就是那个火星。所以，不要激动，避免不必要的后果。

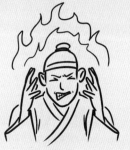

19

那我们如何发现早期的脑卒中啊？

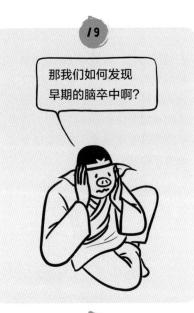

20

"120"原则！

中风120

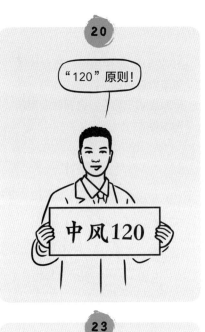

21

看到 1 张突然变得不对称的脸。

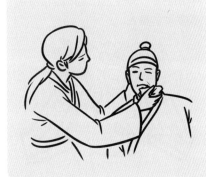

22

查看 2 只手臂是否新发单侧无力。

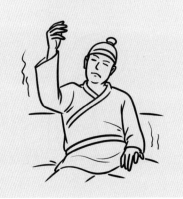

23

聆（0）听患者讲话是否口齿变得不清晰。

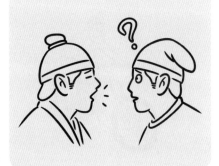

如发现突然出现
上述任何症状，
别犹豫，
迅速拨打 120，
到就近医院接受专业救治。

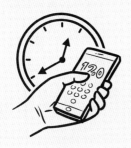

25

明白了，
多谢姜医生！

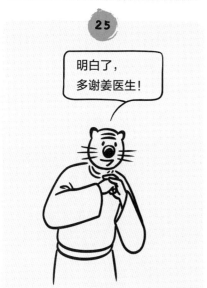

更多详情　请扫二维码

降低心脑血管疾病风险，睡好了胜过灵丹妙药

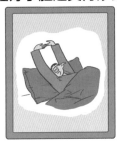

文字：北京协和医院 谢洪智

1

芷若，你这烟熏妆化的有点重啊，打远看还以为是熊猫呢！

我有这么多优点，可你偏学我黑眼圈。

2

别拿我开玩笑了。最近工作压力大，晚上总失眠。

那你可要注意了，听说睡不好，有可能导致心脑血管疾病！

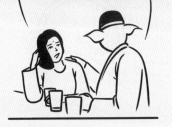

3

呆呆说的没错，睡不好觉的确会增加心脑血管疾病的发生风险。北京协和医院心内科谢洪智副教授可是这方面的专家，咱们请他来讲讲吧。

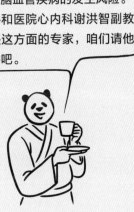

4

睡眠障碍是心脑血管疾病的独立危险因素，会引发高血压、冠心病、心肌梗死、脑卒中等。

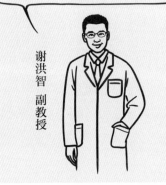

谢洪智 副教授

5

听着怪吓人的！什么叫"独立危险因素"？

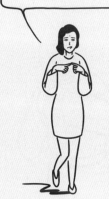

协和医生说2

6

简单来说，只要有睡眠障碍，就有发生心脑血管疾病的风险。睡不着、睡不醒和睡不好都属于睡眠障碍。

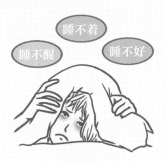

7

《2018中国睡眠质量调查报告》中提到，83.81%的被调查者受睡眠障碍的困扰。研究显示，美国约20%的心肌梗死、15%的猝死由睡眠障碍引发。

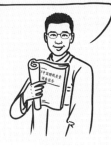

8

没想到睡觉这件平常事，也能和这么严重的病挂钩！

请谢医生告知吾等如何改善睡眠问题，远离心脑血管疾病的困扰。

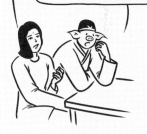

9

正确的睡姿是睡眠质量的保证，可惜很多人的睡姿都错了！

难道睡觉的时候还要管姿势好不好看？

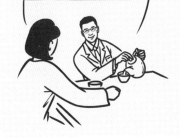

10

常见的睡姿包括仰卧、俯卧和侧卧。
但是仰卧和左侧卧位常会使睡眠不稳，易打鼾。

仰卧

左侧卧位

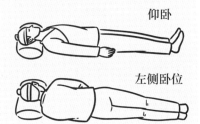

11

怪不得他们总说我呼噜像"震天雷"，我睡觉姿势都是霸气的"大"字。

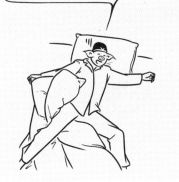

第三章 老年健康与慢病管理

131

12

最佳的睡姿应该是
右侧卧位、双腿弯曲。
这样睡，
全身肌肉放松，
脏器待在自然位置，
心脏不被压，
呼吸顺畅，供氧充足，
大脑也能充分休息。

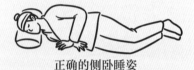

正确的侧卧睡姿

13

看来我还真睡错了！
怪不得总是入睡难，
也睡不踏实。

睡姿不对，
起来重睡！

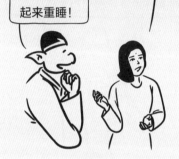

14

对心脑血管疾病患者来说，睡
姿要求就更严格了。睡姿长期
错误，会加重心脑血管疾病。

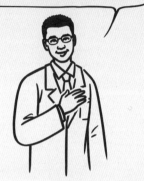

15

高血压、心力衰竭、心肌炎患者应
采用侧卧位睡姿，建议让头肩部枕
在长方形的宽大枕头上，增加氧气
的吸入量，减轻呼吸困难。

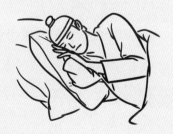

16

枕头高度在 6~9cm 时，睡眠通
常最平稳。枕头过高会使头部供
血不足，导致第二天头晕等不
适；枕头过低会使脑部血流量增
加，导致面部水肿或充血。

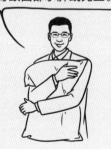

17

冠心病患者宜采用右侧卧位、头高
脚低的睡姿。床倾斜 10 度，可减
轻心脏负荷，利于心脏休息。

头高脚低、右侧卧
位的睡姿，床宜倾
斜10度左右。

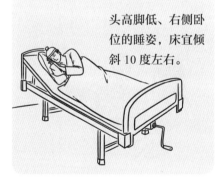

18

刚睡醒时不要急于起床。先仰卧 5~10 分钟，做深呼吸、伸懒腰，活动四肢，然后再慢慢坐起。

哈哈，终于有"赖床"的正当理由啦！

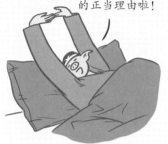

19

有午睡习惯的人，睡前不宜吃得过饱，饭后散步 20 分钟左右再入睡。午睡时间以 15 分钟至 1 小时为宜。

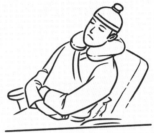

20

午睡最好躺着，不建议趴在桌子上睡。如果条件不允许，静坐闭目养神也有一定效果。

有条件要睡，没有条件创造条件也要睡！

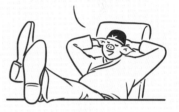

21

这下记住了。请问谢医生，如何自我判断是否存在睡眠障碍呢？

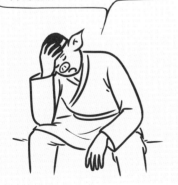

22

如果存在以下问题，就要注意了。

1. 入睡困难，躺在床上超过 1 个小时也无法入睡。

睡觉~ 我想睡觉~ 想睡觉 我想睡觉 我想睡觉~ 我想睡觉~ 我

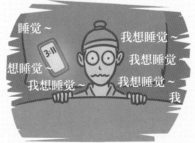

23

2. 睡眠不安稳，轻微声响就会惊醒，并且很难再入睡。

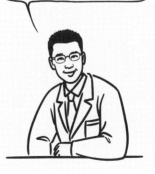

24

3. 早上醒得早，
比正常时间提前 2 小时以上，
并且很难再入睡。

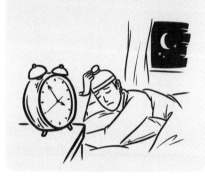

25

4. 睡眠时间不足，
一般每天少于 5 小时。

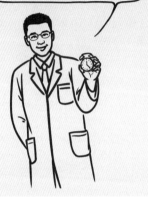

26

如果存在任意一项，通过调整
睡姿等方式也无法改善，请及
时前往神经内科就诊。

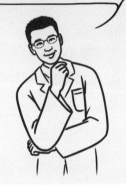

27

明白了！感谢
谢医生的倾囊相授！

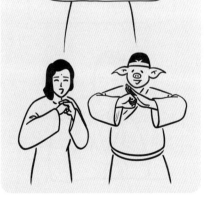

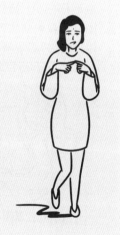

协 和 医 生 说

糖尿病的"甜蜜"误区

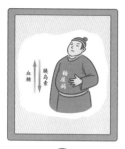

文字：北京协和医院 肖新华

1

熊猫，我刚读到一则新闻，我国糖尿病患者高达 1.2 亿，是全球糖尿病患病人数最多的国家。这几年我身边也越来越多人得糖尿病，这到底是咋回事啊？

2

是因为我们国家的人更爱吃糖吗？那咱们还真是个甜蜜的国家呢。

3

敏敏，糖尿病可不是因为吃糖吃得多引起的。不过也不怪你，虽然糖尿病这么高发，但是大家对它的认知还存在很多误区。咱们请北京协和医院内分泌科的肖新华教授来详细讲解吧！

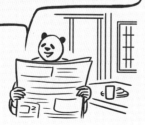

4

对于糖尿病的病因，很多人都误以为是糖或主食吃太多，其实不然。我们更应该注意的是高脂、高热量的食物，这类食物吃太多，会导致总热量摄入过多，引起糖尿病。

糖尿病

摄入热量太高

肖新华 教授

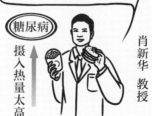

5

不要盲目地减少或不吃主食，使得碳水化合物摄入量不够，造成营养不均衡。应该注意碳水化合物、脂类和蛋白质的均衡摄入。

主食、粗粮 肉 菜

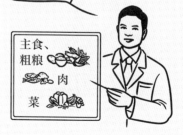

第三章 老年健康与慢病管理

6

那么为什么会得糖尿病呢？

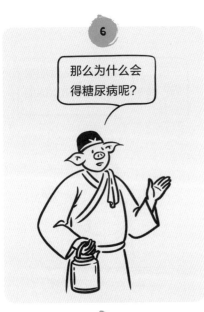

7

糖尿病的发病机制有很多，主要可以总结为胰岛素分泌的缺乏和胰岛素敏感性的下降。

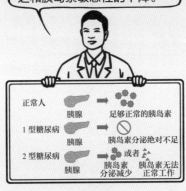

正常人　胰腺 → 足够正常的胰岛素

1型糖尿病　胰腺 → 胰岛素分泌绝对不足

2型糖尿病　胰腺 → 或者 胰岛素无法
　　　　　　　　胰岛素 正常工作
　　　　　　　　分泌减少

8

当血糖升高时，正常人的胰腺会派出充足的胰岛素来"消灭"高血糖，但是当胰岛素"兵力不足"，或者分泌出来的胰岛素不能高效工作，自然就在高血糖面前节节溃败，最终导致糖尿病。

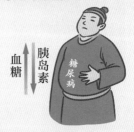

血糖　胰岛素　糖尿病

9

大家都说糖尿病是个富贵病，按现在的生活方式根本没法预防。

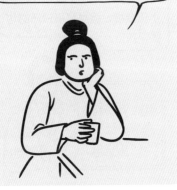

10

这个说法未免太悲观了！糖尿病是可以预防的。而且，我们还能根据糖尿病的不同阶段，采取不同的预防措施。

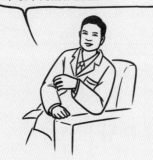

11

一级预防：研究证实，生活方式的干预可降低糖尿病的发生率。生活方式的干预包括健康饮食和保持运动。

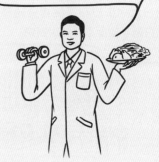

举个生动的例子，
我们的祖辈，
在辛勤劳动后
一顿吃一斤粮
也没得糖尿病，
就是因为食动平衡，
进行了能量消耗哦！

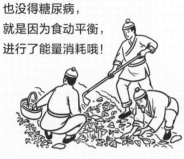

所以，糖尿病高危人群应管住嘴、迈开腿。尽可能延缓发病，并做到早发现、早干预。

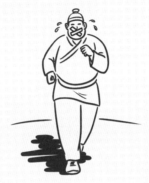

二级预防：对已经发病的患者，密切监测血糖，规律就诊。通过积极有效的干预和治疗，可以尽可能地防止出现心脑血管疾病、糖尿病肾病、糖尿病视网膜病变和糖尿病足等并发症。

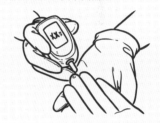

三级预防：对病程较长或出现并发症的糖尿病患者，合理的治疗方案可以延缓并发症进程，减轻致残致死风险。

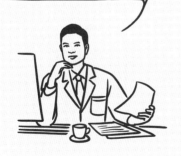

糖尿病是慢性病，万一真得了糖尿病，只怕难以及早发现啊。

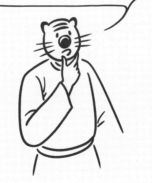

非也。糖尿病的典型症状是**"三多一少"，即口干喝水多、吃得多和多尿，"一少"主要指体重下降、体力匮乏**。1型糖尿病患者的症状表现明显，是可以尽早发现的。

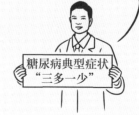

糖尿病典型症状
"三多一少"

18

不过，2型糖尿病往往起病隐匿且症状不典型。例如用眼时视物模糊才发现是糖尿病引起的视网膜病变、经常皮肤瘙痒经过验血才发现血糖高等。

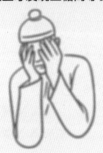

19

所以，40岁以上，尤其是有糖尿病家族史的人一定要定期筛查。如果通过家庭血糖检测仪发现异常，应及时到医院进行糖耐量测试等来确诊是否患有糖尿病，做到早发现、早治疗。

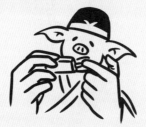

20

其实在治疗方面，不少人也有很多误区。比如咱们邻居小李，觉得自己吃了降糖药就能大吃大喝，这不，把自己吃进医院了。

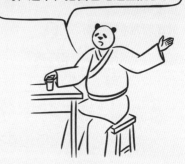

21

发现糖尿病后，如果不注意控制血糖，会引发很多不良后果与并发症。从头到脚的很多疾病发病率都会升高，甚至有致盲、截肢、致死的风险。

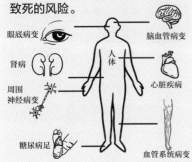

眼底病变　脑血管病变
肾病　人体　心脏疾病
周围神经病变
糖尿病足　血管系统病变

22

虽然降糖药对糖尿病患者来说都不陌生，但是在吃药方面，还是有很多患者存在错误的观点。

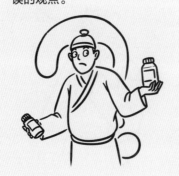

23

误区1：吃了降糖药就万事大吉。有的患者认为自己"久病成良医"，吃了降糖药以后就以为进了保险箱，常年不复查不随诊，殊不知这其中暗藏隐患。

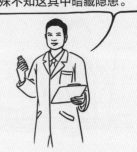

24

随着医学科技的日新月异，药物作用机制的研究也与时俱进，所以，一定要定期随诊复查、评估病情并调整用药。

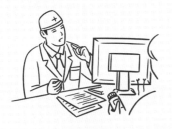

25

误区2：降糖药只选贵的，不选对的。判断降糖药好坏的标准主要在于有效（个体化）、安全（毒副作用低）、质优价廉和使用方便。贵的，不一定都是适合你的。

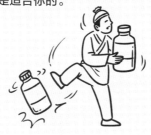

26

误区3：别人吃啥，我吃啥。用药事关生命，怎么能盲目跟风呢？一定要听取医生的意见，结合病情合理用药。

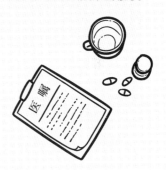

27

即便是在用药后，医生也会进行长期观察，并根据病情波动进行用药评估并酌情调整。

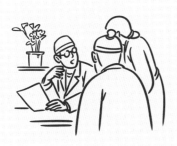

28

糖尿病的治疗是个系统工程，绝非单纯吃药那么简单。糖友们一定走出误区，紧紧围绕**饮食、运动、药物、监测、糖尿病教育**这"**五驾马车**"，做好身体健康的第一责任人！

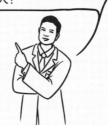

更多详情　请扫二维码

第三章　老年健康与慢病管理

糖尿病最适合的食物清单，这篇文章全说透了

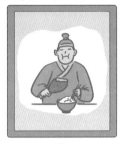

文字：北京协和医院　陈　伟

我的闺蜜小张，年纪轻轻就查出了糖尿病！跟她出去吃饭吧，这也不能吃，那也不能吃，你说咋这么愁人？

糖尿病虽然要控制饮食，但绝不是禁食，这样，咱们就请北京协和医院临床营养科的陈伟教授给大家讲讲相关问题吧。

开宗明义！对糖尿病患者来说，没有绝对坏的食物，但有绝对坏的吃法。

陈伟　教授

糖尿病，首先是控制饮食。控制，绝对不是不吃。不吃，人体就会缺营养素，反而对身体不好。今天咱们就来仔细盘一盘，糖尿病病人应该怎么吃？

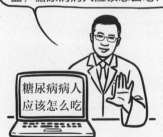
糖尿病病人应该怎么吃

1. 主食。糖尿病饮食，首先考虑的就是每日能量摄入。如果能量摄入过低，机体处于饥饿状态，就会引发脂质代谢紊乱，甚至出现酮血症。

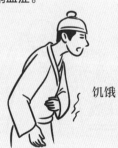
饥饿

协和医生说2

6

我们应该按照每天 25～30 千卡/千克标准体重摄入能量，每日食物首先保证碳水化合物供给的能量占总能量的 45%～60%。

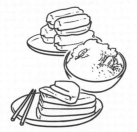

25～30 千卡/千克标准体重/天

7

我们推荐主食粗细搭配，白米饭、通心粉、白面包等细粮与糙米、荞麦、莜面、玉米碴、青稞、藜麦等粗粮各占一半。

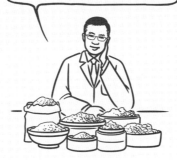

8

记住，人是铁，饭是钢，一顿不吃饿得慌！糖友们不吃主食，那不只是饿得慌，饿出酮血症，很有可能急诊见！

来 1 吨米饭！

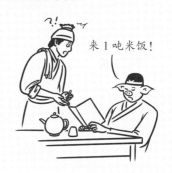

9

2. 肉。
糖尿病患者的饮食中必须有肉！
肉类属于动物性蛋白，
蛋白质是一切生命的物质基础。

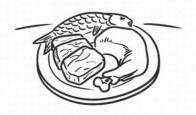

10

而且，
肉属于优质蛋白，
在体内利用率较高，
胜过豆制品蛋白，
所以，
糖尿病人必须吃肉！

11

白肉优于红肉，
鱼虾＞鸡鸭＞瘦牛羊＞猪肉，
每天 3 两以内为宜。

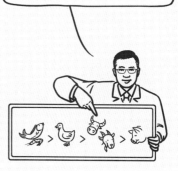

12

哎呀妈呀，我一个朋友得了糖尿病，他吓得改吃素了！

说，你这个朋友是不是你自己？

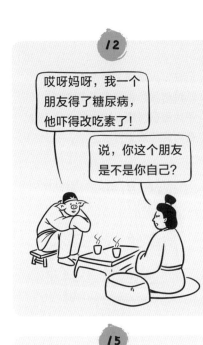

13

3. 油！糖尿病病人不仅要吃肉，还要吃油！

什么？吃油？我感觉我三观都要被颠覆了！

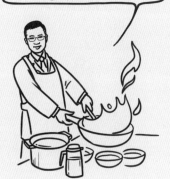

14

糖尿病患者有很多都比较胖，对于肥胖的人来说，脂肪供能比不能超过 30%。油也有好油和坏油，各种饱和脂肪酸、反式脂肪酸，都是坏油，如牛油、羊油、棕榈酸等。

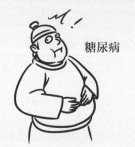

糖尿病

15

不饱和脂肪酸多是好油，如橄榄油、山茶油、花生油、菜籽油、豆油以及坚果等。

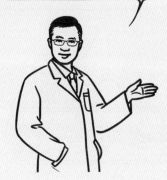

16

一般来说，不饱和脂肪酸每日占能比不超过 10%，每日 20~25g 烹调用油即可。

17

这么一说，芷若妹子真得给她的闺蜜买点坚果！

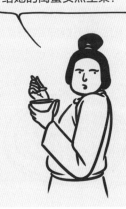

18

4. 蔬菜、水果！蔬菜和水果主要提供膳食纤维和维生素。推荐新鲜的绿叶蔬菜每天 500～1000g、五颜六色的水果 200～300g。在这个范围内不必顾虑其含糖量，您可以换着花样吃。

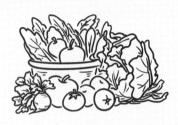

19

听说最近水果滞销，赶紧买去！

买水果可以，不要薅羊毛！

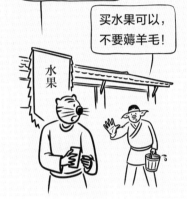

20

5. 少饮酒。饮酒容易影响胰岛素（特别是服用磺脲类药物、注射胰岛素的糖尿病患者）的正常分泌，容易导致低血糖和高血糖的发生。而且，饮酒还会对肝脏、消化道造成损伤。有百害无一利。

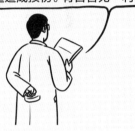

21

最后再总结一下：得了糖尿病，没有绝对坏的食物，只有绝对坏的吃法。所以，与其这不吃、那不吃，每天饥肠辘辘，不如精心搭配、合理膳食，吃饱了才有劲儿控糖！

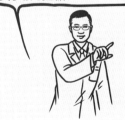

22

明白了，我赶紧告诉我闺蜜！

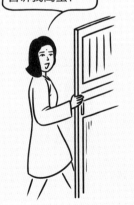

更多详情 请扫二维码

第三章 老年健康与慢病管理

143

协和医生说

糖尿病"吃"的误区

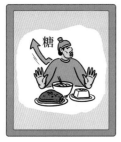

文字：北京协和医院 吴群励

1

熊猫，我二叔最近查出糖尿病，吓坏了，又节食，又只吃粗粮，这是要回到解放前啊！你赶紧劝劝他吧。

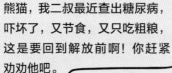

2

糖尿病患者确实会有很多饮食误区，这样，就请北京协和医院中医科吴群励副教授给大家讲讲糖尿病人怎么吃吧。

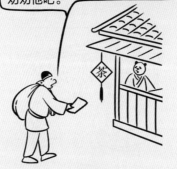

3

1.饥饿疗法降糖要不得。很多人认为，糖尿病是吃出来的，血糖高就是因为吃得多，吃得少血糖就不会升高，不吃东西血糖就降了，故而采取了饥饿疗法来降糖。

吴群励 副教授

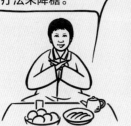

4

但是啊，糖尿病虽说可以吃出来，但不能饿回去。科学的饮食原则，是建立在保持膳食平衡的基础上，因人而异，适当地限制饮食的总热量。

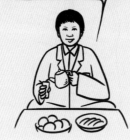

5

即根据年龄、胖瘦、劳动强度等具体情况，在不影响正常生长发育和日常工作的前提下，适当控制进食量，并注意食物多样化，而不是一味忍饥挨饿。

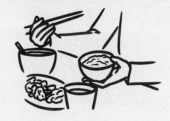

协和医生说2

144

6

饥饿方法容易导致低血糖和饥饿性酮症，还会发生低血糖后的反跳性高血糖，使血糖出现大幅波动，反而不利于控制血糖。

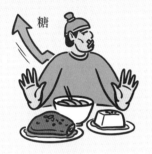

7

不仅如此，由于热量摄入不足，盲目节食还会造成体内脂肪和蛋白质过度分解，导致身体消瘦、营养不良、免疫力下降等。

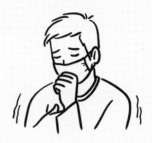

8

另外，饥饿的时候，脂肪和蛋白质分解产生的大量废物，还要通过肝脏分解和肾脏排泄，久而久之，还会引起肝肾功能的损害。

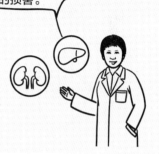

9

是啊，肝肾都不吃东西了，还怎么分解和排泄废物？

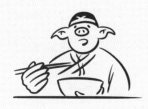

10

2. 粗细粮一定要搭配。粗粮确实好，因为里面大量的膳食纤维可以降糖、降脂、通大便。

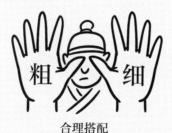

合理搭配

11

但这不是代表要天天吃粗粮啊！粗粮里的膳食纤维同样会增加胃肠道的负担，还会影响蛋白质和微量元素的吸收，长此以往，可能会营养不良。

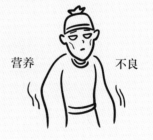

营养　不良

第三章 老年健康与慢病管理

是啊，你看解放前的人，总吃粗粮，都面黄肌瘦的。

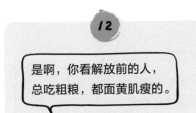

个人建议，粗粮在主食里的量应不超过三分之一，比如说蒸大米饭，上面可以放适量的燕麦或荞麦。全部以粗粮为主食，并不可取。

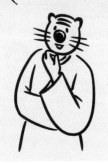

3.不要用上降糖药就放开了嘴。糖尿病的治疗有五驾马车，饮食则是马车的头马，换句话说糖尿病的治疗是综合性的，而饮食控制是所有治疗的基础。

NO.1 饮食

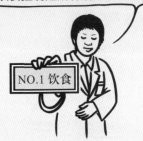

简单点儿说，大多数糖尿病都是"吃出来的"，而饮食治疗应当贯穿于糖尿病治疗的始终，而且饮食治疗是药物治疗的前提和基础。

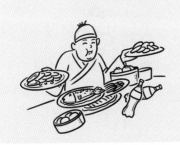

胰岛素是治疗糖尿病的"撒手锏"，那患者用了胰岛素，全放开嘴也不行吗？

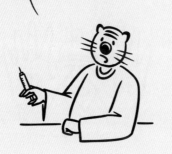

当然不行，胰岛素的剂量调整必须在饮食控制的基础上进行。饮食不控制，一是会造成血糖波动，很难确定胰岛素治疗的最佳剂量。

血糖

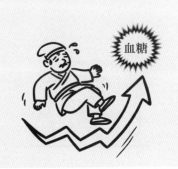

18

二是胰岛素用量增加之后，病人的体重也会逐渐增加，肥胖则又让人对胰岛素抵抗，于是乎就会陷入恶性循环。

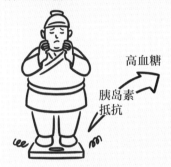

高血糖

胰岛素抵抗

19

不错，对抗糖尿病的王牌军，就是科学饮食基础上的综合治疗，纯靠药物控制血糖，是不对的！

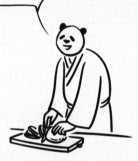

20

4.降糖食物未必降糖。实际上，降糖食物不过就是含有较多植物纤维和果胶的食品，这些食物顶多是延缓血糖升高速度，但并不会减少血糖摄入总值。

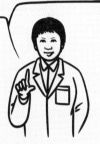

21

如果吃得过多，血糖同样会升高。

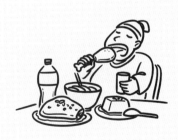

22

那有人说，苦瓜、洋葱等食物能降血糖，这是对的吗？

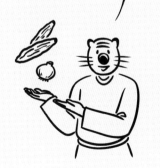

23

这个不能肯定，但是，你想靠只吃这些蔬菜就把血糖降下来，肯定不行。

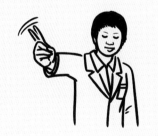

24

5. 要吃点水果。很多人怕水果含糖高，就放弃了这种食物。这种做法太极端了，因为水果里还有膳食纤维、矿物质、维生素等，这些营养素都对人体有很好的作用。

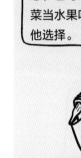

25

所以对于水果，我们要少吃，而不是不吃。就算血糖控制不理想，也可以把黄瓜、西红柿等蔬菜当水果吃，血糖平稳后再做其他选择。

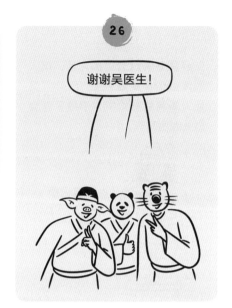

26

谢谢吴医生！

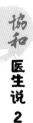

更多详情 请扫二维码

协和医生说

糖尿病日常生活中必须要注意这些

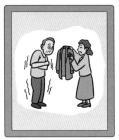

文字：北京协和医院 崔丽英

1

记得我二姨吗，她有糖尿病，最近发现手脚总麻，这是咋回事啊？

我就问一件事，她跺没跺脚！

2

我剋你你信吗？熊猫，这呆呆太坏了，总岔开话题。

3

我看啊，你二姨这是神经病变了！咱们请北京协和医院神经科的崔丽英教授给你讲讲吧！

4

众所周知，糖尿病有很多并发症，会影响到全身各个脏器，最常见的影响部位是周围神经，统称为糖尿病神经病变或糖尿病周围神经病变。

崔丽英 教授

5

不对啊，糖尿病不是尿糖吗，怎么跟神经有关系？

第三章 老年健康与慢病管理

149

6

如图所示，咱们的神经，就像电线一样，两根电线碰到一起，人体的电路就通了，肢体能运动，心脏也能跳了。

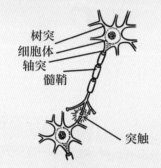

树突
细胞体
轴突
髓鞘

突触

7

包围电线的那一层物质，
叫髓鞘，
保证电流传导顺利。
人体血糖高了，
就把髓鞘给弄坏了。

神经纤维
（轴突）　　髓鞘

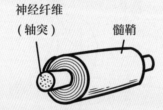

8

如果放任不管，
髓鞘脱失，
里面的电线就会被损坏，
最终导致信号中断。
如果信号中断了，
就会诱发糖尿病周围神经病变。

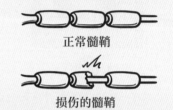

正常髓鞘

损伤的髓鞘

9

那糖尿病周围神经病变都有什么表现呢？

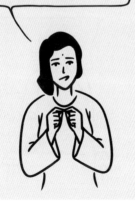

10

1. 肢体感觉异常。似乎总感觉自己带着袜套、手套、或者有蚂蚁爬等感觉；肢体麻木和疼痛、肢体有烧灼感；温度觉减退，不能辨识冷热，针刺觉减退或消失，足底踩个钉子都不知道；走路跟踩棉花一样，或地不平感和硌脚感。

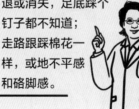

11

2. 肌力变弱，动作笨拙。
比如上肢抬举重物费力，
开瓶盖或罐子盖时费力，
从椅子和坐便器上起身困难，
走路容易摔跤。

呆呆，给我拧瓶盖！

我去，赶紧验血糖！

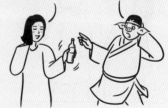

3. 手或脚出汗异常、心跳加速、消化不良、排便问题等。

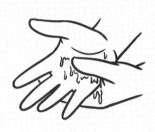

听起来好吓人，那我们日常生活中，应该做点什么，预防糖尿病周围神经病变呢？

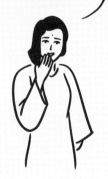

1. 注意保暖，因为糖尿病患者常常也有血管病变，过冷会影响供血，会导致缺血性神经损害。

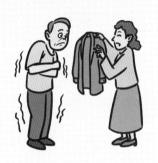

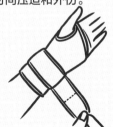

2. 带一些护具，避免卡压。比如上臂的腕管综合征、肘管综合征，发生在下肢的腓骨小头综合征等，针对这些敏感的部位，生活中应避免长时间压迫和外伤。

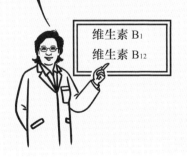

3. 饮食中，应该多吃一些含有维生素 B_1 和维生素 B_{12} 的食物，这两种营养素可以保护神经并且促进神经的自我修复。

维生素 B_1
维生素 B_{12}

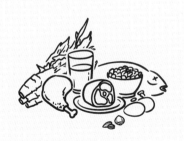

富含维生素 B_1 的食物为谷物皮、豆类、坚果、芹菜、莴笋等；富含维生素 B_{12} 的食物为牛肉、鸡肉、鱼类、蛋、奶等。

第三章 老年健康与慢病管理

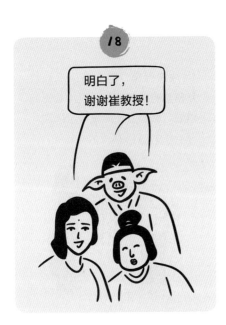

协和医生说

高血压、肥胖症"饮食宝典"
——DASH 饮食，了解一下

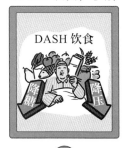

DASH 饮食

降糖　降压

文字：北京协和医院　陈　伟

1

熊猫，你说这高血压有什么食疗的好办法？

不要跟我说限盐这种老生常谈！

2

我怎么可能老生常谈！现在就请北京协和医院临床营养科的陈伟教授给大家讲讲高血压的饮食宝典——DASH饮食吧。

小大夫

3

DASH 饮食模式（终止高血压膳食）是由 1995 年美国一项大型高血压防治计划（Dietary Approaches to Stop Hypertension）发展出的饮食模式。

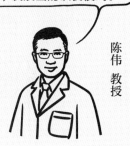

陈伟　教授

4

该饮食模式强调增加较大量蔬菜、水果、低脂（或脱脂）奶的摄入，采取全谷类食物，减少红肉、油脂、精制糖及含糖饮料的摄入，并进食适量坚果。

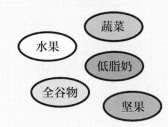

蔬菜

水果

低脂奶

全谷物

坚果

5

这种饮食方法提供了丰富的钾、镁、钙等矿物质以及膳食纤维，增加了优质蛋白、不饱和脂肪酸的摄入，减少了脂肪，尤其是饱和脂肪酸以及胆固醇的摄入。

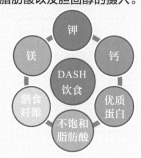

钾

镁

钙

DASH饮食

膳食纤维

优质蛋白

不饱和脂肪酸

6

DASH 饮食营养全面均衡，采用全自然食物，并不需要特别严格限制食盐（高血压患者饮食治疗要求食盐量 <3g / 天）以及节食，就可以达到控制血压效果。

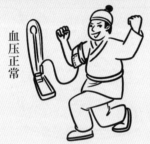

血压正常

7

而且，DASH 饮食还对糖尿病、心血管健康有益处，对长期和短期的减重有效果，使用还安全。

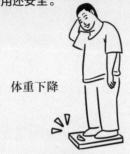

体重下降

8

教授，您说它这么好，我都不敢相信了！

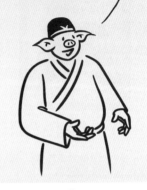

9

咱们看看实验数据。在 1997 年，一个来自美国的 DASH 研究选择了 459 名收缩压 <160mmHg，舒张压为 80 ～ 95mmHg 之间的成年人作为研究对象。

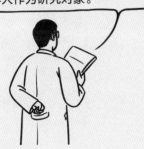

10

他们先吃 3 周的传统美国食物，之后随机分为三组。

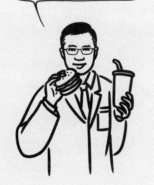

11

第一组继续吃传统美国食物，也就是对照组。第二组进食富含蔬菜水果的食物。第三组则使用 DASH 饮食。

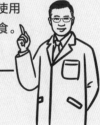

12

DASH 饮食组和水果蔬菜组的平均降压效果都比对照组效果显著，而 DASH 饮食因为更高量的钾、膳食纤维以及维生素摄入，对健康更有益处。

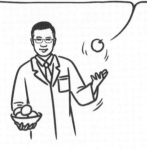

13

原来是这样。那什么人适合 DASH 饮食啊？

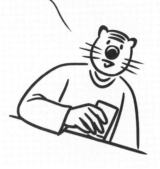

14

DASH 饮食适用于各种患有高血压、糖尿病的肥胖病人，也可用于普通单纯性肥胖病人，可减少营养不良的发生。

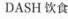

DASH 饮食

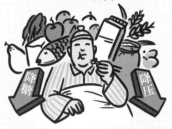

15

2005 年《美国临床营养杂志》以及 2010 年《营养学》杂志指出，在肥胖人群中应用 DASH 饮食比传统减重膳食 + 运动的效果更佳。而且，受试者饱腹感很强，肚子不会咕咕叫。

16

现在又要到夏天了，日常离不开炸鸡、奶茶、冰淇淋、肥宅快乐水的你，还犹豫什么，赶紧 DASH 饮食吧！

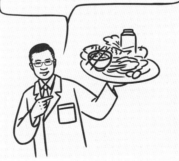

17

陈教授，那您快给我们列一个 DASH 饮食食谱吧！

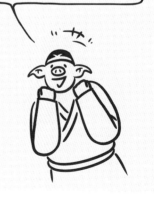

DASH 饮食中，成年男性每天摄入能量应在 2000 大卡，成年女性在 1600 大卡。具体食谱，咱们看这个表！

食物种类	单份大小（任选）	份数／天
谷物和谷物食品	1 片全麦面包 65 克米饭（杂粮饭）	7～8 份
蔬菜	250g 生的绿叶蔬菜 250g 煮熟的蔬菜 300ml 蔬菜汁	4～5 份
水果	1 个中等大小的水果 250g 新鲜的、罐装的或冷冻的 水果，200ml 鲜果汁	4～5 份
低脂和脱脂乳制品	250ml 牛奶或 150ml 酸奶 或 45g 酸奶酪	2～3 份
瘦肉、家禽、鱼	100g 煮熟的瘦肉、 无皮家禽或者鱼	2 份或更少
坚果、种子和干豆类	25g 坚果	4～5 份／周
脂肪和油脂	10g 植物油	2～3 份

记住一天的总值，只要我们吃的东西不超过总份数，就可以了！至于吃什么，自由搭配即可！

总值

谢谢陈教授！

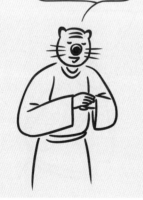

参考文献：
Appel LJ, Moore TJ, Obarzanek E, Vollmer WM, Svetkey LP, Sacks FM, Bray GA, Vogt TM, Cutler JA, Windhauser MM, Lin PH, Karanja N. A clinical trial of the effects of dietary patterns on blood pressure. DASH Collaborative Research Group. N Engl J Med.1997 Apr 17;336(16):1117-24.

协和医生说 2

更多详情 请扫二维码

协和医生说

尿酸高了，痛风还会远吗

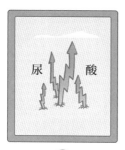

尿 酸

文字：北京协和医院 陈 罡

1

上周单位团建，老板多喝了两杯，当晚痛风就犯了，疼得直掉眼泪，路都走不了。

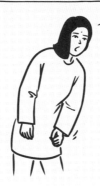

2

我好早以前得过一次痛风，这感觉……啧啧，可真不好。好在前阵子体检，我只是查出来尿酸高了一些，现在身体没啥不舒服，可松了一口气。

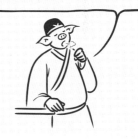

3

呆呆，你可别掉以轻心！痛风很可能只是静静地潜伏在你的体内，随时等待暴发！

这么说痛风并没有远离我？怎么办，我整个人都不好了。

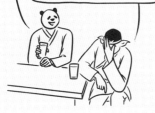

4

到底痛风离你还有多远，怎样避免痛风，还是请北京协和医院肾内科的陈罡医生来给你讲讲吧。

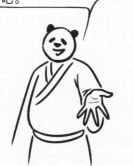

5

痛风是由高尿酸血症导致的。体内的嘌呤物质氧化后，就会产生尿酸。

高尿酸血症

陈罡 医生

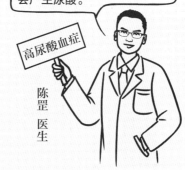

6

正常人体内的尿酸每天都会生成、排出，维持一个动态平衡的状态。男性正常血尿酸水平为 149 ~ 416 μmol/L、女性为 89 ~ 357 μmol/L。

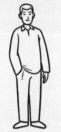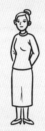

149 ~ 416 μmol/L 89 ~ 357 μmol/L

7

当血尿酸的生成速度大于排出速度时，血尿酸浓度会逐渐增高。当血尿酸浓度超出正常范围上限时，即可诊断为高尿酸血症。

尿　酸

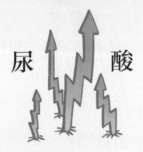

8

很多患者平时没有任何症状，直到体检时才发现尿酸升高。患上高尿酸血症后，如果还不注意治疗，尿酸就会在关节、肾脏等部位慢慢沉积。

尿酸沉积

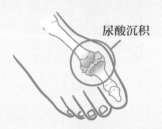

9

随着尿酸的沉积越来越多，一旦被高危因素引发，就会彻底暴发痛风，苦不堪言。

痛风炸弹已点燃，
请火速撤离。

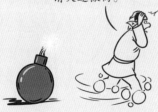

10

引发痛风的高危因素是什么？您快和我讲讲，我得赶紧重视起来了！

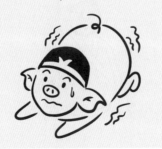

11

无论是否已经确诊高尿酸血症，如果存在以下这些危险因素，就不能认为自己是痛风的"绝缘体"哦。

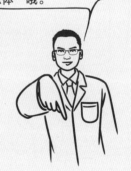

1. 饮食习惯，常吃高嘌呤饮食，如海鲜、动物内脏、酒类、火锅、肉汤等。

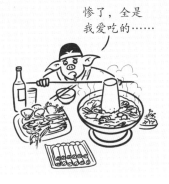

三餐不定时、定量；
爱吃油炸、烧烤、肥肉、糖、坚果等食物；
不爱喝水。

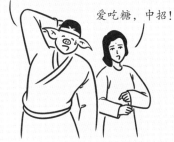

2. 其他不良作息习惯，如熬夜、超负荷工作、过度劳累等。

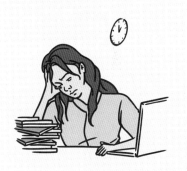

3. 存在其他代谢性疾病，如合并高血压、高脂血症、糖尿病、肥胖等疾病。

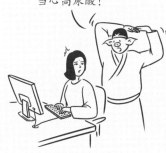

服用某些药物（如部分解热镇痛药、利尿剂等）时不规律，还没有好好监测副作用。

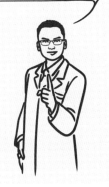

4. 心理因素，如情绪波动过大、心理压力过大、焦虑等。

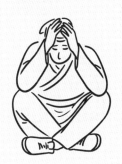

18

5. 其他因素，如痛风家族史、高龄等。

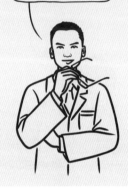

19

看来我再犯痛风的概率还挺高，一连中了好几条！

原来我也不是痛风的"绝缘体"。

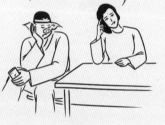

20

对于发生过痛风的人，或者痛风的高危人群，需要定期体检，检查血尿酸。发现问题及早治疗，及早调整饮食与生活习惯，才能把痛风扼杀在萌芽阶段，远离它带来的痛苦！

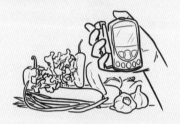

21

保命要紧，明天就去查查。以后也不敢再熬夜加班了！

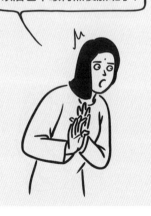

22

痛风的确更容易找上"工作狂"。因为这些人工作繁忙，每天睡得少，饮食也不规律，更谈不上抽时间来锻炼身体了。

沉迷工作，无法自拔！

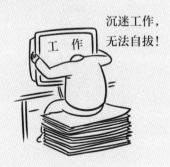

23

企业高管更容易患上痛风。除了工作繁忙，这类人群还经常应酬、饮酒，压力大，精神长期紧绷，时间一长，痛风就找上门了。

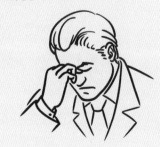

24

芷若，我还有个学术会议
要赶去参加，有关痛风的
事咱们后面再详谈。

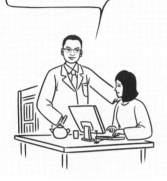

25

好的，
谢谢陈医生！

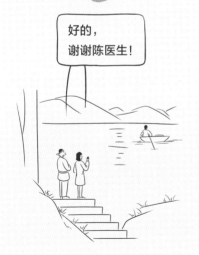

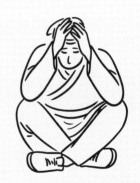

协和医生说

上了年纪就看不清，
这可咋整

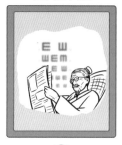

文字：北京协和医院 张顺华

1

听说后院的张大爷前几天做白内障手术了。

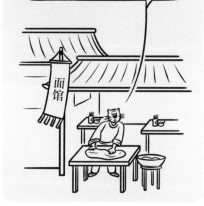

面馆

2

张大爷，是那位平时戴近视镜、点餐时换老花镜的老爷子吗？

对对对！

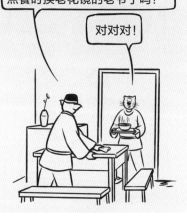

3

我就不明白了，不是说老花眼和近视能相互抵消吗，怎么对张大爷不起作用？还得了白内障，张大爷的眼睛真是多灾多难啊！

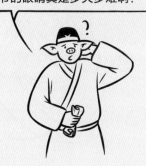

4

老花眼和近视其实是两种疾病，而老花眼和白内障又属于老年人的常见病。北京协和医院眼科的张顺华副教授是这方面的专家，咱们请她来讲讲吧。

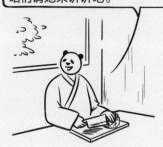

5

眼球有一个重要的组成部分——**晶状体**，它具有调节能力，当看远近距离不同的物体时，晶状体可调节形状，让你能够看得清楚，很像照相机的变焦镜头。

张顺华 副教授

晶状体

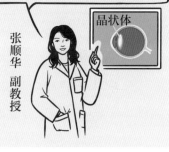

6

大概从 40 岁起，人体的晶状体会逐渐老化，调节能力下降，导致看近处时，晶状体没办法让近处的光线刚好聚焦到视网膜上，出现看近处模糊的状况，也就是"老花眼"。

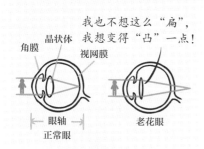

角膜　晶状体　视网膜

我也不想这么"扁"，我想变得"凸"一点！

眼轴　正常眼　老花眼

7

简单来说，**老花眼**属于晶状体老了，调节功能出了问题，类似于照相机镜头的变焦功能出了问题；而**近视**是由于眼轴距离变长等原因，导致远处物体发出的光线不能聚焦在视网膜上。这两件事情本质上有很大差别。

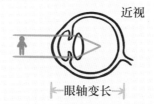

近视

眼轴变长

8

那老花眼到底能不能和近视相互抵消呢？

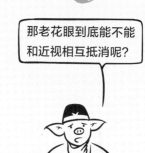

9

事实上，很多老花眼合并近视的患者，多数情况下需准备两副眼镜，看远处需要近视镜，看近处需要老花镜。

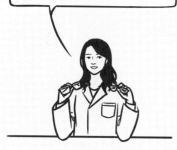

10

而且很多人不仅有近视，还有散光。它们和老花眼都属于不同的疾病，不同疾病是无法抵消的。

散光出击，看你如何招架！

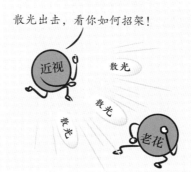

近视　散光　散光　散光　老花

11

近视和老花眼，两手都要抓，两手都要硬！

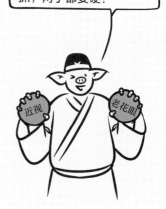

近视　老花眼

12

随着年龄增长，晶状体不仅在调节能力上发生减退，形成老花，其透亮程度也会随时间流逝而下降。当晶状体变得浑浊时，就产生了白内障。

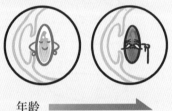

年龄

13

如果把眼球比作相机，那么晶状体就是镜头，而白内障就相当于镜头花了。

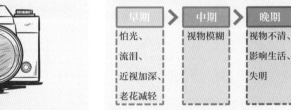

14

早期症状表现为怕光、流泪、近视度数加深或老花眼度数减轻；
中期表现为视物模糊；
晚期表现为视物不清，影响生活，程度严重的还会失明。

早期	中期	晚期
怕光、流泪、近视加深、老花减轻	视物模糊	视物不清、影响生活、失明

15

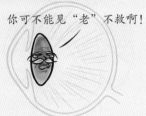

那可怎么办？难道就只能眼睁睁地让晶状体衰老下去吗？

你可不能见"老"不救啊！

16

当然不会了！像张大爷这种既有白内障，同时又合并近视和老花眼的患者，经医生综合评估后，施行手术是唯一有效的治疗方法。

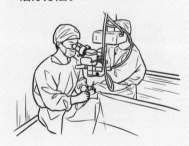

17

可是白内障手术做了之后，也只是治好了白内障，张大爷还是该戴近视镜戴近视镜，该戴老花镜戴老花镜吧？

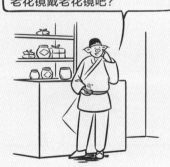

白内障手术时，会植入一枚有特定度数的人工晶体，它可以矫正患者原有的近视、远视，甚至散光。

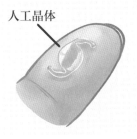

人工晶体

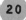

但现在常规使用的单焦点人工晶体，还不能矫正老花眼，也就是张大爷白内障手术后，虽然看远处不用戴近视镜了，但是看书、看手机，还需要戴花镜。

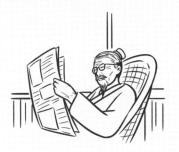

20

也有可以矫正老花眼的人工晶体——多焦点人工晶体。对于白内障合并近视及老花眼的患者，如果选择植入多焦点人工晶体，在解决白内障的同时，能将近视、老花眼等问题一网打尽。

拜拜~

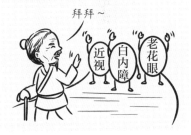

21

也就是说，张大爷如果植入的是多焦点人工晶体，那么手术后，无论是看远还是看近，就都不用戴眼镜了吧？

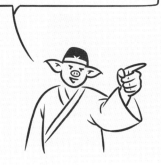

22

没错！不过需要注意的是，任何新技术和新产品都有严格的适应证，需要经过眼科医生全面的术前评估后，方可施行。

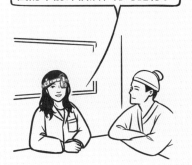

更多详情　请扫二维码

第三章　老年健康与慢病管理

165

协和医生说

血液像浆糊，
这该如何是好

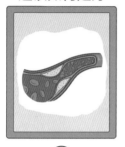

文字：北京协和医院 李 宁

1

上周你们单位体检，结果咋样？

我倒没啥事，就是我们领导查出了高黏血症，平时总听说高血压、高血糖、高血脂，这高黏血症是个什么病？

2

简单来说，就是血液过度黏稠了。今日恰逢北京协和医院营养科的李宁营养师在此饮茶，咱们就请她来为大家讲讲吧。

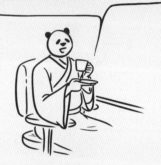

3

高黏血症，又称高黏滞血症。是由于血液中脂质过高，造成血液黏稠、血流缓慢。

李宁 主管技师

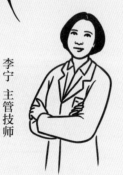

4

如果血液黏稠度增高，说明你已经成为心脑血管疾病的"预备军"。若不重视，容易形成血栓和动脉粥样硬化，堵塞血管。

血液黏稠像浆糊，
血管将来势必堵！

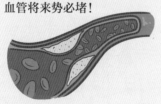

5

那我可要保持我的血管畅通无阻，不能让这烦人的疾病困扰我，要是能有办法提前发现它就好了！

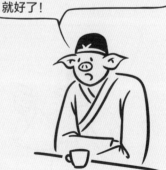

6

虽然高黏血症的临床症状不太典型，但我们还是可以在生活中发现它的"蛛丝马迹"。如果出现以下问题，就要警惕了。

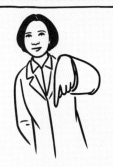

7

1. 早晨起床后觉得头晕，思维迟钝。一般要持续到早餐后，头脑才逐渐恢复清醒。

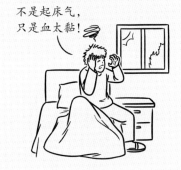

不是起床气，只是血太黏！

8

2. 午餐后犯困，需要进行午睡，否则整个下午无精打采。相反，晚餐后精神状态很好。

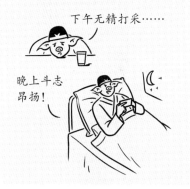

下午无精打采……

晚上斗志昂扬！

9

3. 无法蹲着干活，或者蹲着干活时，会出现胸闷气喘、呼吸困难等症状。

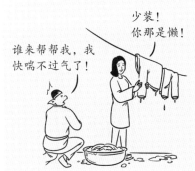

少装！你那是懒！

谁来帮帮我，我快喘不过气了！

10

4. 不定时会出现看东西模糊。

11

如果存在以上一项或多项症状，建议及时前往医院进行血液流变学（简称"血流变"）检查，以明确是否是高黏血症导致。

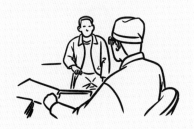

12

四条症状我中了好几条啊！请问李医生，日常生活中有什么好办法可以预防吗？

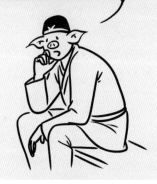

13

要从饮食上预防血液黏稠或血脂高，首先需要控制总能量以及含油脂高的食物摄入量。

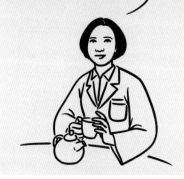

14

此外，多喝水也很有必要。喝水可以降低血液黏稠度，是避免血黏重要的一步。

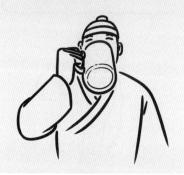

15

成人每天需要 2000～3000ml 的水分。由于食物能为人体提供 500～1000ml 水分，因此成人每天需要喝 1500～2000ml 的水，才能满足生理需要。

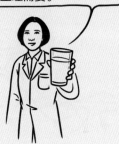

16

饮水量并非绝对的，还与身高、体重、年龄、体质，以及气候、活动状态等有关。比如夏天较热，出汗较多，那饮水量就稍微多一点。

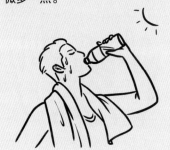

17

此外，还可以根据尿液颜色来增减饮水量。小便颜色深并伴有异味，应适当增加饮水量；小便颜色淡得像清水一样，可适当减少饮水量。

嘘嘘时多留个心哦！

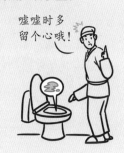

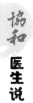

18

不要把咖啡、啤酒、果汁、奶茶当水喝，这很容易使摄入的热量超标。而且咖啡、啤酒有利尿作用，有时喝后排出的水分会比喝的更多。

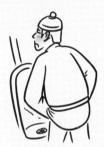

19

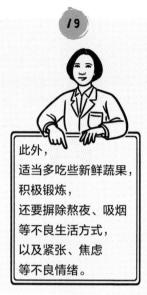

此外，
适当多吃些新鲜蔬果，
积极锻炼，
还要摒除熬夜、吸烟
等不良生活方式，
以及紧张、焦虑
等不良情绪。

20

我要锻炼啦，让血黏度降降降才是王道！

注意，血黏度高了是不好，但也不是越低就越好。

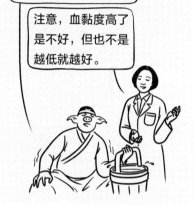

21

如果血液黏度偏低，通常提示患有贫血、慢性支气管炎、慢性肾炎、肝炎或其他感染性疾病，也要尽早去医院就诊。

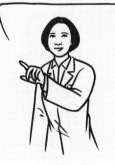

22

患有贫血和支气管炎时应加强营养，多吃些富含蛋白质的食物；患有肾炎和肝炎时也应加强营养，但此时蛋白质的摄入量应根据病情进行调整，具体的量最好咨询医生或临床营养师。

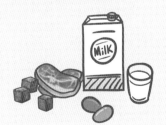

23

此外，运动对血液黏度有双向调节作用，可适当参加体育锻炼。

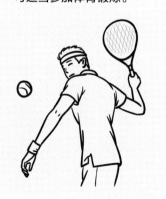

24

看来血液不能太黏也不能太稀，我明天就去查查。

如果一次检查结果超标，并不能就此确定为高黏血症。

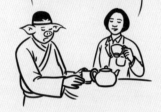

25

检查结果容易因喝水多少而受影响，且不同季节、一天内不同时间以及饮食、气候等因素，都会影响血液黏度。

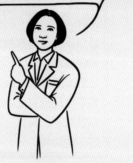

26

夏天人体体表蒸发量大，如不及时补充水分，血液黏度更容易升高。

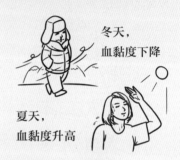

冬天，
血黏度下降

夏天，
血黏度升高

27

在一天之内，
凌晨和上午血液黏度较高，
下午和傍晚较低。

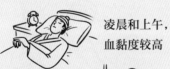
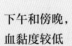

凌晨和上午，
血黏度较高

下午和傍晚，
血黏度较低

28

当冷空气来袭时，气压较高，
血液黏度较低；
闷热下雨、气压较低时，
血液黏度增高。

下雪时，
血黏度下降

下雨时，
血黏度升高

29

如果排除了以上因素，而且饮水量是在正常的情况下，检查出高黏血症，且多次复查结果都超标，就要引起重视了。

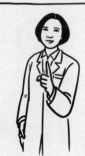

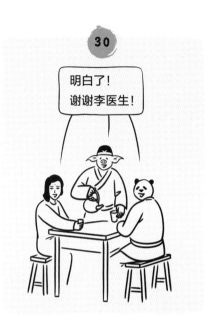

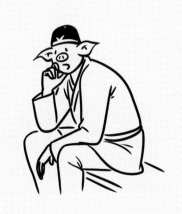

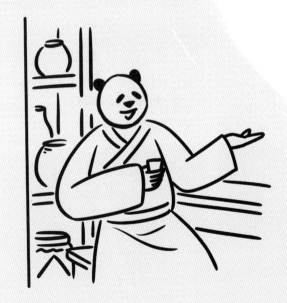

生活方式与健康

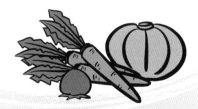

协和医生说

给家里大扫除，还家人一个健康环境

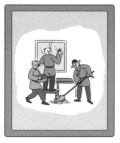

文字：北京协和医院 葛 瑛

1

呆呆，干活了，茶馆大扫除了！

好累啊，没意思啊！而且，这屋子总擦，不是挺干净的吗？

2

那只是擦了表面，我跟你说，屋子里面有很多隐藏的污垢，这些污垢极其容易滋生病菌，威胁健康！

就会吓唬人！

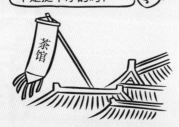

3

呆呆，跟你讲个活生生的例子，前一阵我们急诊科收了一个病人，病人平常身体不错，但有一天忽然出现咳嗽、高热、咳橘红色痰。

葛瑛 副教授

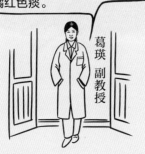

4

患者到医院的时候，已经神志不清了，再做 CT 一看，好家伙，整个一大片肺都实变了，在片子上体现的就是一边的肺"消失"了！

肺实变

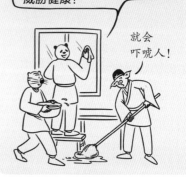

5

什么，肺"消失"了？到底是怎么回事？

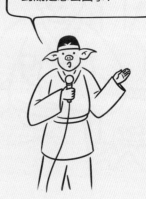

6

这是因为该患者感染了军团菌，导致了肺的影像学"消失"。此菌当年在美国退伍军人协会中被发现，造成221人感染、34人死亡，故被命名为军团菌。

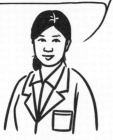

7

军团菌感染人体后，主要侵犯肺脏，引起重症肺炎，其他脏器也有可能受累，如果治疗不当，死亡率一般 15% ~ 30%，最高可达 45%。

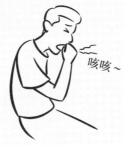

咳咳~

8

葛医生，那我们家里，哪些地方最容易聚集军团菌呢？

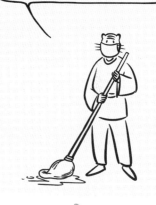

9

空调、花洒、水龙头等最容易积累水垢，这些水垢旁边也容易形成小漩涡，细菌可以因此沉淀下来，并形成生物被膜保护自己。

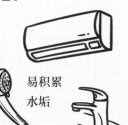

易积累水垢

10

生物被膜是一层防护屏障，它可以抵抗消毒剂，久而久之，细菌会越来越多；而且如果军团菌感染人体，由于生物被膜的存在，抗菌药物也很难起到作用。

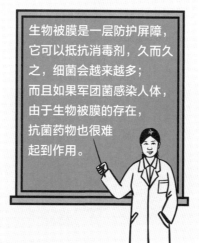

11

葛医生，那我们有什么办法除菌呢？

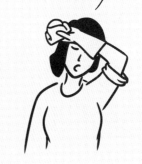

第四章　生活方式与健康

12

1. 盆中倒入清水，
按照 1：50 的稀释比例倒入双
氧水，浸泡花洒 20 分钟。

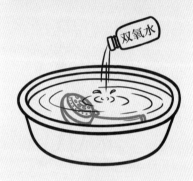

13

2. 或者把柠檬切成薄片，
放入水中，大火烧开，
再浸泡花洒 20 分钟以上。

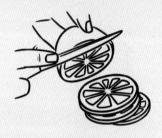

14

3. 用牙刷或绣花针
清洁花洒。

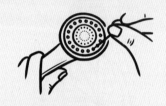

15

学到了！葛医生，家庭中还
有哪里有致命细菌啊？

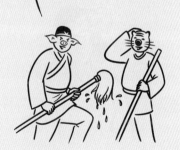

16

冰箱里也有一个致命细菌，叫副
溶血弧菌。这种细菌一旦进入人
体，会释放溶血毒素、肠毒素等
物质，导致剧烈腹泻；如果细菌
进入血液，就会引发败血症、中
毒性休克，甚至死亡。

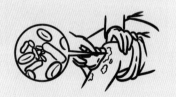

17

这种细菌因其强大的"能力"，
得到一个非常贴切的称呼——
"刺肠菌"，一旦感染，痛穿肝肠。

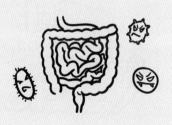

18

好吓人！那我们家里面，哪个地方刺肠菌最多呢？

那必须是冰箱。尤其在反复解冻中，副溶血弧菌会成倍增加。

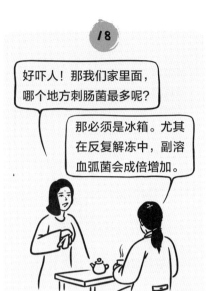

19

那我们该怎么办呢？

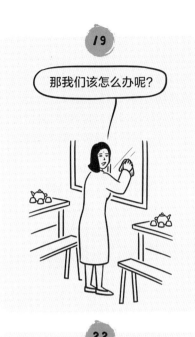

20

1. 不要反复冷冻解冻。

2. 冰箱冷冻室的温度要控制在 -18℃ 以下，这会让副溶血弧菌处于休眠状态。

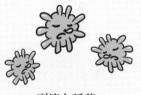

副溶血弧菌

21

3. 由于细菌在空气中是从上往下走的，所以，要把必须加热食用的食物放在下层，不需要加热的食物如冰淇淋等，放在上层。

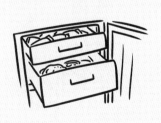

22

4. 清洗冰箱。2 ～ 3 个月就要清洗一次冰箱，副溶血弧菌耐盐怕酸，所以用食醋清洗最好，1 ～ 3 分钟就可以杀灭细菌。

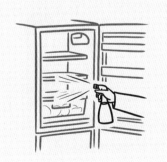

23

呆呆，拿上这桶醋，擦冰箱去！

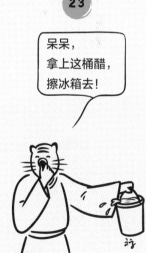

24

之后就是阳台。我们一般都在阳台上种一些花花草草，但是，殊不知，这些花花草草的土壤，里面隐藏着"隐球菌"。

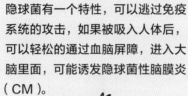

25

隐球菌有一个特性，可以逃过免疫系统的攻击，如果被吸入人体后，可以轻松的通过血脑屏障，进入大脑里面，可能诱发隐球菌性脑膜炎（CM）。

26

而咱们的大脑对这个细菌免疫力很差，所以隐球菌就会在大脑里扎根，最终引起我们神经系统病变；根据它这个特性，我们叫它"食脑菌"。

近年来 CM
发病率呈逐年
增加。

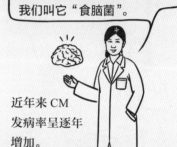

27

脑子都失守了？
岂不是"丧尸围城"了，我们该怎么办呢？

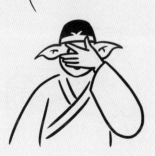

28

1. 选好肥料。鸽粪中"食脑菌"极多，所以，肥料最好选豆粕（大豆榨油后的残存物质），而不是鸟粪。

29

2. 消毒土。用 2% ~ 4% 的 84 消毒液对盆栽土壤进行消毒，经晾晒挥发后花土可以使用，或者定期晾晒土壤，以消除隐球菌。

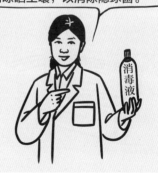

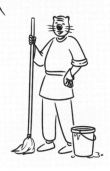

真没想到，日常隐藏的细菌，还真有可能致命！呆呆，咱们别闲着了，一起大扫除！

第四章 生活方式与健康

协和医生说

防便秘攻略

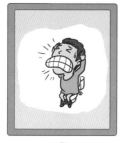

文字：北京协和医院 林国乐

1
熊猫，我最近发现了一件非常可怕的事情，地球引力变小了，你说这是不是要出事儿啊！

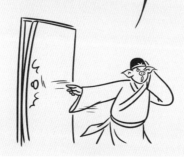

2
我想你是便秘了吧！这样，让北京协和医院基本外科结直肠专业组林国乐教授给你讲讲便秘的事情吧。

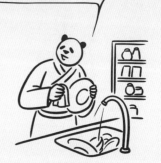

3
所谓便秘，是指在多种致病因素的作用下，结直肠和肛门的结构功能发生改变，临床上出现排便困难、排便量少、排便次数减少或者排便不适感等主要表现的一类疾病。

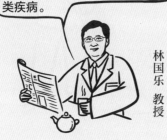

林国乐 教授

4
江湖有云，十个便秘九个疯，还有一个想腾空！这并非虚言，便秘确实可以诱发精神心理障碍，比如抑郁症、焦虑症、精神分裂症，甚至自杀倾向。

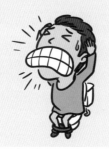

5
难道这就是活人被屎憋死的体现？

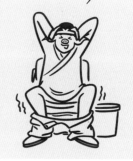

协和医生说 2

180

6

功能性便秘根据严重程度，可分为轻度、中度和重度。轻度便秘的症状较轻，对患者生活工作影响不大。

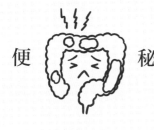

7

轻度便秘保守治疗有效，比如使用泻剂或胃肠动力药物、生物反馈治疗以及中医非药物治疗等。

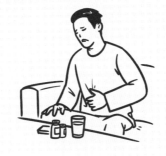

8

便秘经以上各种治疗无效，或疗效很差者，即为中度便秘；符合中度便秘诊断标准，又伴有精神心理障碍者，属于重度便秘。

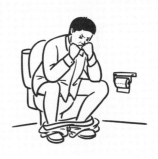

9

那便秘的我们应该怎么办呢？

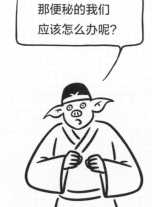

10

1. 动一动。很多便秘患者，都是一坐一天，不爱运动。每天散步或每日双手按摩腹部肌肉几次，胃肠蠕动能力一强，就容易大便了。

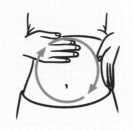

11

长期卧床的人，应勤翻身，并进行环形腹部按摩或热敷，但应注意避免烫伤。

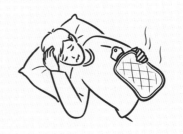

第四章 生活方式与健康

12

2. 养成一个良好的排便习惯。尝试养成每天排便一次的习惯，无便意也可以稍等，以形成条件反射。

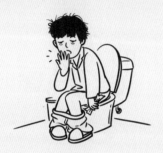

13

清早起床第一句，先给自己打个气，就算今天无便意，也要试试座便器！

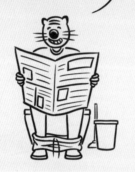

14

3. 注意饮食。粗粮、蔬菜、瓜果、豆类食物将有助于排便。常见含膳食纤维较多的食物包括麦麸、水果、蔬菜、燕麦、玉米、大豆、果胶等。

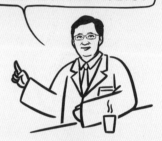

15

4. 不要一便秘就吃药。便秘治疗最重要的是冷静、冷静、再冷静，千万不要乱用泻药，尤其是刺激性泻药。

冷静～

冷静～

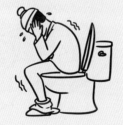

16

如果非要吃点药，那可以吃一些富含水溶性膳食纤维的产品。要看里面的配料表，如果里面只有膳食纤维、益生菌而不含其他成分，你就可以吃。

膳食纤维

益生菌

配料表

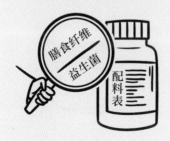

17

但是这些产品也不可能当时见效，一般 1～2 周才有比较明显的效果，而且他们不是药物，充其量只能改变肠道环境。如果真需要服用缓泻剂，一定要在专业医生指导下根据病情使用。

1～2 周见效

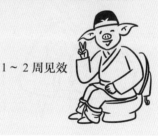

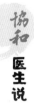

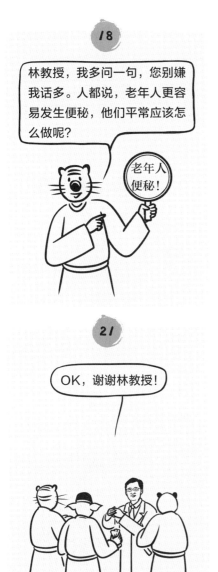

18

林教授，我多问一句，您别嫌我话多。人都说，老年人更容易发生便秘，他们平常应该怎么做呢？

老年人便秘！

19

主要原则还是上面说的四个

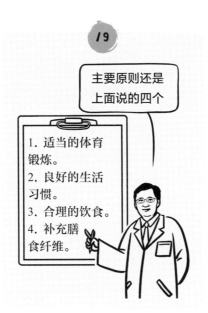

1. 适当的体育锻炼。
2. 良好的生活习惯。
3. 合理的饮食。
4. 补充膳食纤维。

20

你看张三丰为啥活那么大岁数？天天太极拳，就是不便秘，每天大便通畅，自然一身轻松！

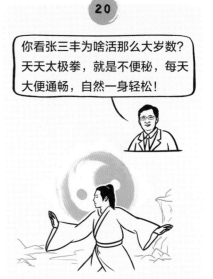

21

OK，谢谢林教授！

更多详情 请扫二维码

第四章 生活方式与健康

为了你和家人的健康，
请戒烟吧

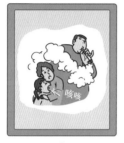

主审：北京协和医院 李单青
文字：北京协和医院 郏钟兴

1

呆呆、小虎，你们又抽烟了！一进茶馆的休息室，就跟自焚一样！

咦，私闯男休息室，小心我报警啊！再说了，抽点烟怎么了，又没让你抽！

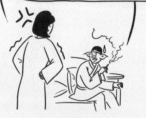

2

说你你还有理了？我这就请北京协和医院的郏钟兴医生给你讲讲吸烟的危害！

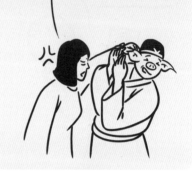

3

开门见山！烟草烟雾中有多环芳烃（PAHs）、N-亚硝胺、芳香胺、苯、醛及氧化乙烯，均是国际癌症研究中心（IARC）确立的 A 类致癌物。

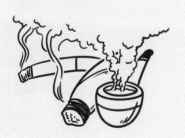

4

这些致癌物会形成 DNA 加合物，引发基因的错误编码，进而导致细胞关键性基因的不可逆突变，从而导致肿瘤的发生。

郏钟兴 医生

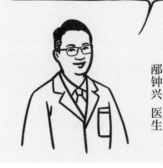

5

嗨，说的这么吓人，吸烟不就是能导致肺癌吗？本呆听到这个消息，生死如常！

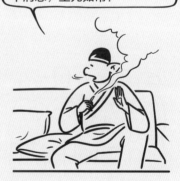

协和医生说 2

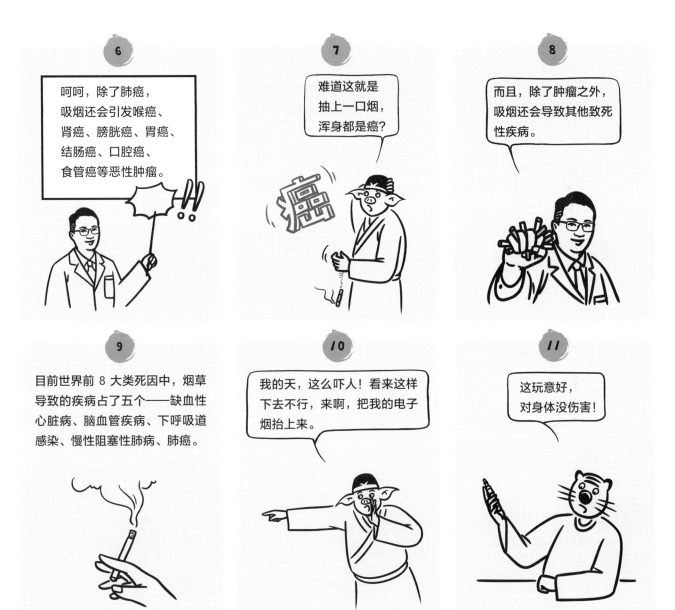

12

大错特错！电子尼古丁传送系统，包括电子烟和蒸汽电子烟，同样不安全！

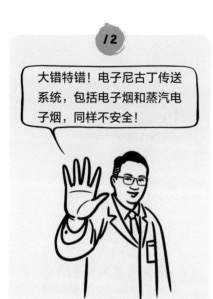

13

研究表明，电子烟加热溶液产生的二手气溶胶，也就是电子烟的二手烟，同样是一种新的污染源。

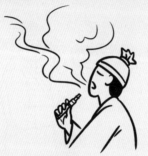

14

它里面包括颗粒物质（细颗粒和超细颗粒）、1,2- 丙二醇、某些挥发性有机化合物、某些重金属和尼古丁，绝不仅仅是水蒸气。

我是水蒸气

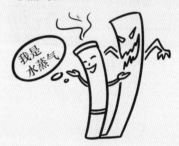

15

电子烟的二手烟还可让 PM1.0 高出 14 ~ 40 倍；PM2.5 高出 6 ~ 86 倍；尼古丁含量高出 10 ~ 115 倍；乙醛含量高出 2 ~ 8 倍；甲醛含量高出 20%。

16

电子烟二手烟里的镍和铬，甚至比传统卷烟产生的二手烟含量还要高。

镍　铬

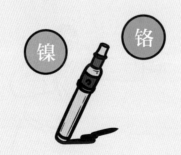

17

是啊，男人抽烟还危害俺们妇女，郴医生，你说是不是？

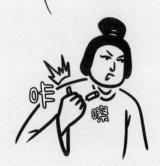

18

是这样！中国女性肺癌患者 80% 不吸烟，其主要原因就是家人的二手烟！如果家庭中有人吸烟，其他家庭成员患肺癌的概率是普通人群 200% 以上！

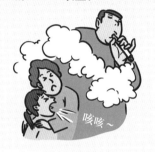

咳咳~

19

据媒体报道，有个家庭，爸爸每天吸两三包烟，母亲和女儿都被动吸二手烟，最后一家人都得了肺癌。

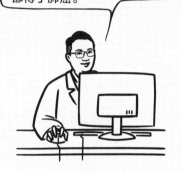

20

而且，除了二手烟，还有三手烟。三手烟是指吸烟后残留在衣服、墙壁、家具、地毯、沙发靠垫，甚至头发和皮肤等的烟草残余化学物。

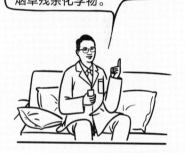

21

它们可在室内残留数周甚至更长时间，不管你开窗还是开风扇，都不能消除其危害，尤其是对孕妇、婴幼儿和患有呼吸疾病的中老年人的危害。

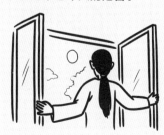

22

所以，为了大家的健康，远离吸烟吧！

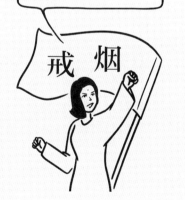

戒 烟

更多详情　请扫二维码

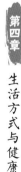

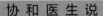

协和医生说

幽门螺杆菌到底该不该杀，听听协和专家怎么说

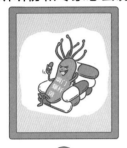

主审：北京协和医院 杨爱明
文字：北京协和医院 严雪敏

1

完了，我二姨查出幽门螺杆菌阳性，结果全家都要吃药！你说这幽门螺杆菌咋这么烦人，必须得杀灭才行？

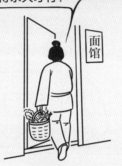

面馆

2

世界上哪有那么极端的事情，见到细菌就杀，那人类还活不活了？这样吧，咱们就请北京协和医院的严雪敏医生给大家讲讲幽门螺杆菌相关问题吧！

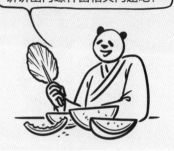

3

幽门螺杆菌，英文名 *Helicobacter pylori*，咱们很多人喜欢称它 Hp。

这缩写的样子很像某打印机品牌。

严雪敏 医生

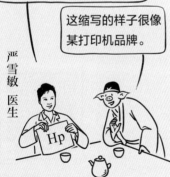

Hp

4

目前研究显示，Hp 是人类消化性溃疡的主要致病因素之一，而消化性溃疡则是现代人常见的疾病。

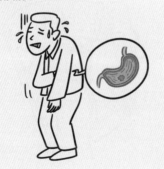

5

Hp 也是人类慢性胃炎的主要致病原因之一，而常年不受控制的 Hp 感染，还可能导致胃癌或胃淋巴瘤的发生。

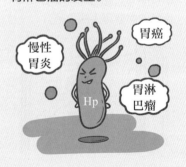

慢性胃炎

胃癌

Hp

胃淋巴瘤

协和医生说 2

6

所以，在 1994 年，
Hp 被国际卫生组织（WHO）
和国际癌症研究机构（IARC）
确定为 I 类致癌因子。

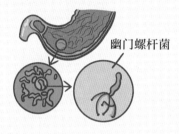

幽门螺杆菌

7

这 Hp 简直就是头号通缉犯啊！
有没有勇士，给我摁死它！

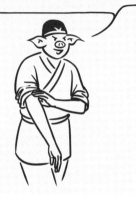

8

确实，
从 2007 ~ 2012 年的国内专家共
识来看，专家们都认为 Hp 相关疾
病是一种病原明确的传染病！

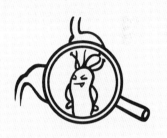

9

2015 年日本京都国际 Hp 专家的
大会共识甚至提出"为减少胃癌、
慢性胃炎等疾病的可能"，Hp 一
经查出，必须杀灭。

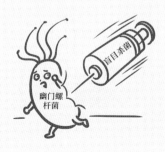

盲目杀菌

幽门螺杆菌

10

但是，很多事情不是非黑即白
的。随着科技的进步，人们的
认识也在进步。以前大家认为
胃内没有菌，后来逐渐改变认
识，认为胃内也有菌。

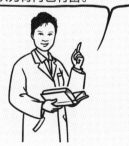

11

通过研究，科学家们还认识到，
胃内的 Hp，还有产毒素和不产
毒素的两大类。

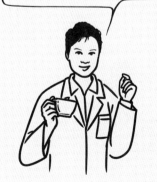

第四章 生活方式与健康

12

现在，更是认为胃内可以生存不止一种菌。过去认为穷凶极恶的 Hp，可能只是胃内一个普通细菌而已，只不过被研究的比较多，所以总被打击。

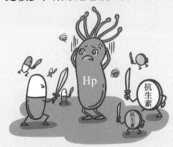

13

悲剧啊！往往知道的太多，易引来杀身之祸，唯独这 Hp，是它被知道的太多了！

我也很累啊！

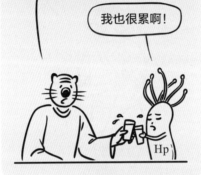

14

也有观点认为，Hp 感染，是胃肠道菌群紊乱的特例，它提示的是人体内环境的紊乱。

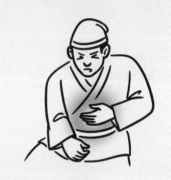

15

所以，本质上应调整机体内环境的平衡，而不是盯住一个 Hp 穷追猛打，更不应该为根除 Hp 而造成体内菌群的生态失衡。

所以不应该丢芝麻捡西瓜，要用西瓜沾芝麻吃！

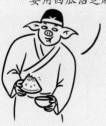

16

目前根除 Hp 的方案往往需要多种抗生素的协同，而抗生素滥用或不规律使用，很容易产生耐药菌，导致多次根除 Hp 不成功。

我也不傻啊，还能干站着让你杀？

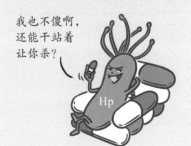

17

所以如果反复根除不净，是会加重肝肾负担，甚至造成肠道菌群紊乱，导致人体内环境失衡的。

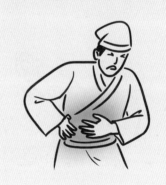

那哪种情况下，
Hp 应该被根除？
哪种情况下，
Hp 不需要被根除呢？

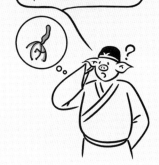

1. 明确的消化性溃疡、
胃 MALT 淋巴瘤，
强烈推荐积极根除 Hp。

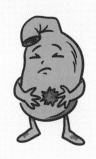

2. 胃癌患者、
部分胃炎患者、
胃大部切除术后
的患者、
长期服用如阿司
匹林等镇痛药的
患者，
均推荐根除 Hp。

3. 发现同时存在 Hp 和其他久治不佳的疾病，如有些不明原因的缺铁性贫血，有些特发性血小板减少性紫癜等，根据情况根除 Hp。具体方案应该咨询有经验的医生，医患共同决策，制定个体化的治疗方案。

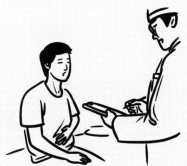

其实，相对于联合抗生素杀菌，
日常预防更加重要。

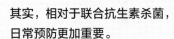

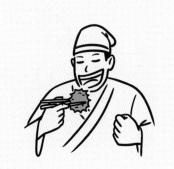

第四章 生活方式与健康

23

Hp 感染多是由于病从口入，所以，日常生活中最好注意这几点：

1. 勤洗手，
尤其是餐前洗手。

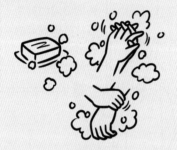

24

2. 有 Hp 感染者，
未根除前尽量主动
与他人分餐。

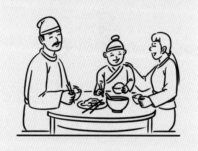

25

3. 聚餐时，
鼓励使用公筷。

公筷

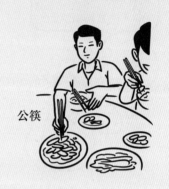

26

明白了，我这就
跟我二姨说去！

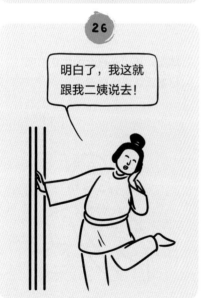

协和
医生说
2

更多详情　请扫二维码

协和医生说

眼干眼涩眼疲劳，你真的是干眼病吗

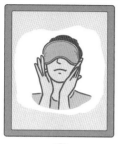

文字：北京协和医院 李 莹

1

完了，这几天不知道咋地了，眼睛干、涩，还有点痒，怕光，看到光就流眼泪，而且不爱睁开眼睛，你说我这是不是干眼症啦！

2

芷若啊，你可别听风就是雨。眼睛干和干眼症是一个病吗？这样，咱就请北京协和医院的李莹教授给你讲讲眼睛干的问题吧！

3

不错，眼干≠干眼。干眼作为一种疾病，叫结膜干燥症，属于一种慢性的综合征，又叫干眼病。

李莹 教授

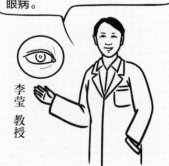

4

其主要症状是眼睛干涩、有异物感、眼红、眼痒和感到痛楚等。干眼目前国际上没有统一诊断标准，但我国干眼有诊断标准。

干涩
异物感
眼红
眼痒
眼痛

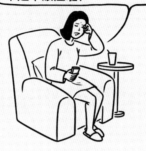

5

1. 有干燥感、异物感、烧灼感、疲劳感、不适感、视力波动等主观症状。
2. 泪膜破裂时间≤5s，或泪液分泌试验≤5mm。

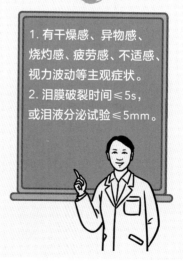

第四章 生活方式与健康

6

简单说，干眼病还是眼干，
需要到医院进一步检查。

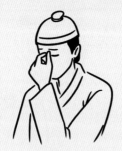

7

干眼病既有眼部症状，
同时泪液分泌检查异常。

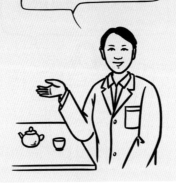

8

如果我们只是眼干，点眼药水
就能好了，那就不是干眼病。

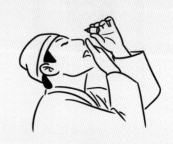

9

如果只是长时间看书、
看电脑后，
出现眼部不适，
眼干眼涩，畏光流泪，
视力模糊的现象，
很大可能是视疲劳。

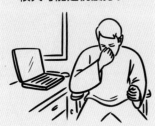

10

明白了，听您这么一说，我就是
视疲劳啊！那我该怎么办呢？
用吃点什么药吗？

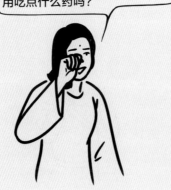

11

不要总想着吃药。你得这么想，
视疲劳就是眼睛太累了，你让
它歇一歇就好了。我这有四个
小妙招，你可以试试。

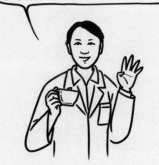

12

请教授传授秘籍！

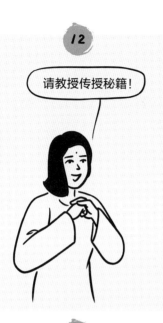

13

1. 锻炼眼睛的调节功能。
每工作 1 小时，
可以看一会儿远方，
让眼睛放松 5 ~ 10 分钟。

生活不止眼前
的电脑，还有
诗和远方。

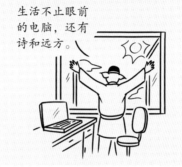

14

2. 局部按摩或热敷可增加眼部
的血液供应，缓解眼部疲劳。
眼保健操、按摩眼罩、热敷、
蒸汽眼罩都有类似的作用。

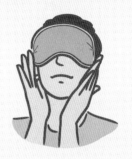

15

3. 如果是在空调房中，空气干燥，眼睛则会更容易干涩，建议多眨眨眼，或者眼皮闭合，转转眼球，也可以在工作环境中放加湿器，让空气湿润。

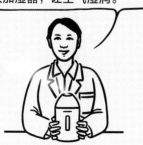

16

4. 保持用眼卫生。电脑屏幕不要太亮，也不要太暗。看电子屏幕的时候周围光线要充足，不要关灯玩手机。

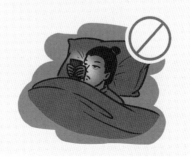

17

如果我们做了这些，眼干、眼涩还不缓解，就要去医院看医生。

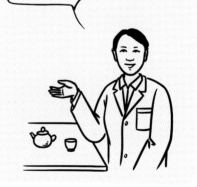

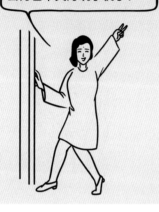

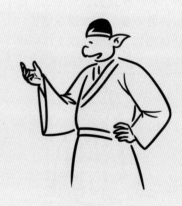

协 和 医 生 说

胃息肉会不会癌变？发现胃息肉用不用切除？听听医生怎么说

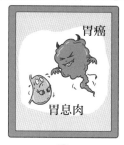

胃癌

胃息肉

主审：北京协和医院 朱丽明
文字：北京协和医院 张 娣

1

我单位小李这一阵总胃疼、胃胀、恶心，还有点消化不良，去医院一做胃镜检查，发现了胃息肉。她上网一搜，吓坏了，人家都说，胃息肉是胃癌先兆！

2

现在这个时代，啥病都是癌症先兆，据说呼吸空气的人最后都死了！这样吧，咱们请北京协和医院的张娣医生给你讲讲吧！

3

胃息肉确实很多人都有，咱们今儿就讲一讲胃息肉的问题！

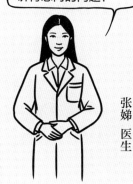

张娣 医生

4

胃息肉，是指胃黏膜凸出于胃腔而形成的局限性隆起性病变，说通俗了，就是胃黏膜表面长出的一块小肉疙瘩。

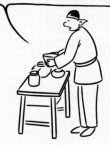

胃息肉

5

胃息肉可以单发，也可以多发，可以达到十几枚、几十枚甚至上百枚。

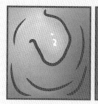
单发性

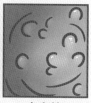
多发性

6

胃息肉的直径多数为几毫米，有时可见直径大于1厘米的，直径数厘米的息肉很少见。

7

那胃息肉会导致哪些症状啊，是不是也会像小李这样难受啊？

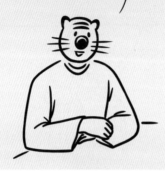

8

大多数散发性胃息肉患者不会有特殊不适的症状，但胃息肉可能会合并胃炎、幽门螺杆菌感染、胆汁反流等，所以有些患者会出现腹部不适、上腹隐痛、腹胀、恶心、消化不良等症状。

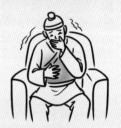

9

如果息肉体积较大、数量较多，或者位置特殊（位于贲门或者幽门的位置），或有糜烂渗血等情况，就可能会出现腹痛、吞咽不畅、腹胀、黑便、贫血等症状。

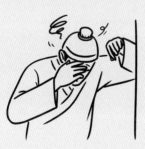

10

那么问题又回来了，胃息肉会发展成胃癌吗？

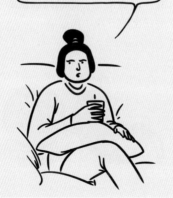

11

胃息肉确实有发展为胃癌的风险，但风险有大有小，不可一概而论。具体要根据息肉的大小和病理类型进行判断。

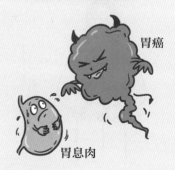

胃癌

胃息肉

大小：胃息肉直径≥1cm，癌变风险可能会增加，通常建议内镜下切除。

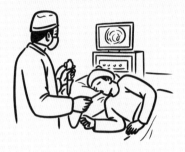

胃息肉的病理分型比较复杂，但其病理分型与癌变风险是密切相关的，所以通常情况下，发现息肉，应取活检送病理检查以明确病理类型。

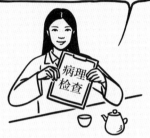

胃息肉的病理类型主要有——
胃底腺息肉、
增生性息肉、
腺瘤性息肉、
炎性息肉以及
错构瘤性息肉等，其中 70%～90% 的胃息肉为胃底腺息肉或增生性息肉。

1. 胃底腺息肉。
有些可能与长期口服质子泵抑制剂类药物有关，其癌变率不到 1%。

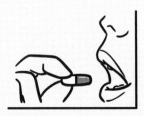

直径＜1cm 的息肉在患者停用质子泵抑制剂一段时间后可能会消失；直径≥1cm，通常建议内镜下切除。

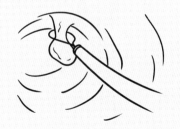

2. 增生性息肉。通常与幽门螺杆菌、萎缩性胃炎等长期慢性炎症有关，有一定的癌变风险，但癌变率也是比较低的，有研究报道其发展为上皮内瘤变的概率为 5%～19%。

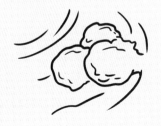

第四章 生活方式与健康

40% 的增生性息肉在根除幽门螺杆菌后会消退，直径≥1cm 者癌变风险有所增加，多数国家的指南推荐直径＞0.5cm 者要切除。

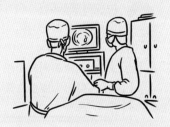

3. 腺瘤性息肉。此息肉为高危息肉，特别是直径＞2cm、病理为绒毛状腺瘤者，据文献报道，癌变率可达 28%～40%。

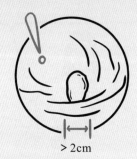

＞2cm

腺瘤性息肉可能跟幽门螺杆菌感染、萎缩性胃炎、肠化生存在一定相关性，最好进行内镜下切除，并建议术后定期做胃镜复查，监测时间 3～5 年。

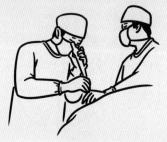

腺瘤性息肉在胃息肉所占比例较低，大多数胃息肉是癌变风险比较低的胃底腺息肉或增生性息肉，且部分息肉可能在治疗胃炎或根除幽门螺杆菌后自己就消失了。

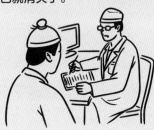

所以发现息肉根本不要慌张，更不要紧张和担心。

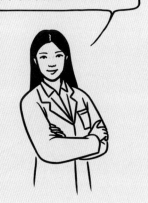

我感觉长息肉还得切，挺麻烦的，能不能以后就不长息肉了？

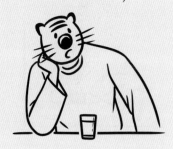

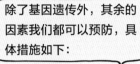

24

胃息肉发生有很多因素，包括基因遗传、胃黏膜长期的慢性炎症刺激、不恰当地长期服用质子泵抑制剂（如奥美拉唑等）、不良的生活习惯（吸烟、饮酒、高脂低纤维饮食）等。

25

除了基因遗传外，其余的因素我们都可以预防，具体措施如下：

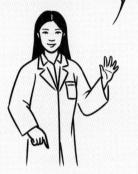

26

1. 戒烟戒酒，规律饮食，避免辛辣刺激、高脂饮食，避免暴饮暴食，多吃富含纤维的蔬菜等。

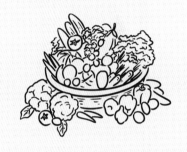

27

2. 治疗胆汁反流、幽门螺杆菌感染等。

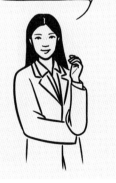

28

3. 使用胃药应当遵从医嘱，避免不恰当地、长期使用抑制胃酸的药物，如奥美拉唑等。

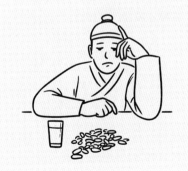

更多详情　请扫二维码

第四章　生活方式与健康

协和医生说

这几个危险因素容易导致尿酸升高，生活中一定要注意

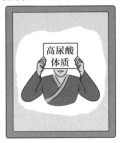

高尿酸体质

文字：北京协和医院 陈罡

1

熊猫，你说现在的人尿酸开始高上了。这高血压、高血脂、高血糖就够烦的了，现在还冒出一个高尿酸，一发作还痛风，疼得死去活来，你说这是咋了？

2

呆呆啊，你提的这个问题好。高尿酸现在是越来越普遍，也越来越困扰百姓，被称为三高之外的第四高！今儿就让北京协和医院陈罡医生给大家讲讲高尿酸的相关问题吧！

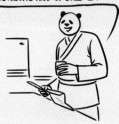

3

大家好。现在痛风的人确实越来越多，谁痛谁难受啊！而痛风又和高尿酸有千丝万缕的联系。我前面讲过尿酸与痛风的关系，时间太仓促，意犹未尽，这里我接着前面再详细讲一讲。

陈罡 医生

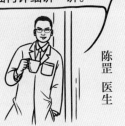

4

1. 先天的高尿酸体质。就是遗传因素，爹妈给的。身体内尿酸水平与遗传因素密切相关。人体的细胞是在不断衰亡的，而细胞衰亡后，就会产生嘌呤。

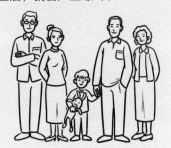

5

有些嘌呤会作为能源，被人体消耗掉，供给日常生命活动，还有些嘌呤经过肝脏中一些酶的作用，变成了体内的尿酸。

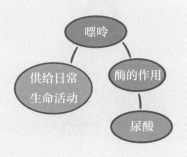

嘌呤

供给日常生命活动　酶的作用

尿酸

协和医生说 2

202

6

而人体内每天衰亡的细胞很多，产生的嘌呤也很多，所以产生的尿酸也不少。大致说来，人体内的尿酸，三分之二是由体内产生，也就是内源性尿酸。

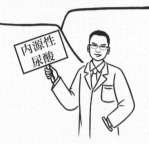

7

体内的这些尿酸，2/3 是由肾脏排泄；另外 1/3 则是通过肠道排出，或者在肠道内被细菌分解。

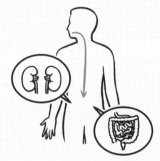

8

在这两个阶段，人之间的差距就出现了。有些人因为遗传原因产生尿酸多，即"过度生产型"，还有人就天生排尿酸慢，也就是"排泄障碍型"，还有人两者兼备。

过度生产型
排泄障碍型
两者兼备

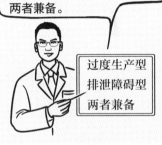

9

这样一来，
尿酸产得多、
排得少，
本身就形成了个
"高尿酸体质"。

高尿酸
体质

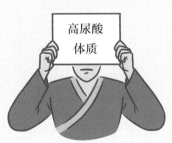

10

这也太悲剧了吧！尿酸真可谓是福不是祸，是祸躲不过！陈医生，那我们平常还注意什么啊？

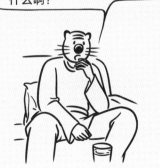

11

小虎别急，虽说天命不可违，尿酸这东西也是"七分天注定"，但你别忘了那"三分靠打拼"，也就是 1/3 的外源性尿酸啊！

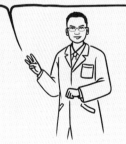

第四章 生活方式与健康

确实有很多人兼具"过度生产型"和"排泄障碍型"两种基因，但他们也不见得都会得痛风。

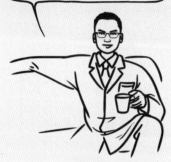

打个比方，遗传因素相当于把子弹顶上了枪膛，但是，你只要不去扣动扳机，就不会出问题啊！而那个扳机，就是后面五个后天的因素！

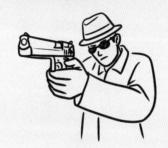

非常有道理，我呆呆都懂了，小虎，你不会不懂吧！

我看你最近活拧了！陈医生，后天的因素都有哪些啊？

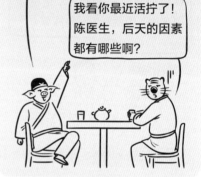

1. 吃。既然尿酸是从嘌呤中来的，那就应该少吃一些高嘌呤食物。比如动物内脏，海鲜等。

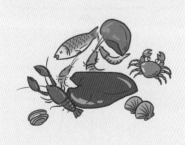

当然，也不是所有的海鲜一口都不能吃，比如龙虾、金枪鱼、蟹肉、基围虾、象拔蚌等，都可以少量吃，因为它们嘌呤含量并不是很高。当然，只是少量吃，不能毫无顾忌地放开吃。

太贵，吃不起！

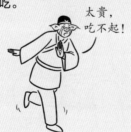

2. 喝。喝啤酒会增加嘌呤摄入，最终导致尿酸升高，这个大家都知道。此外，乙醇还会干扰尿酸代谢，进而导致尿酸排不出来，所以，含酒精的饮料也不能喝。

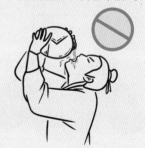

18

另外，果汁和其他含糖饮料也不能多喝。因为这些饮料里面有果糖！果糖在体内分解过程中会产生尿酸，此外，果糖还会减少肾尿酸的排泄。

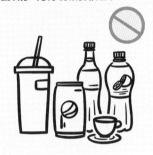

19

一方面增加产出，一方面不让排泄，尿酸直线上升，痛风不可避免！痛风患者最好的饮料，就是白开水！

为了痛风，我都戒酒了，改喝果汁了，哪想到防不胜防啊！

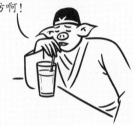

20

3. 胖。肥胖是个潘多拉的魔盒，什么病都能往里装。高血脂、高血压、糖尿病，能往里装，高尿酸自然能往里装。

只要问我在干啥，一问我就在减肥。

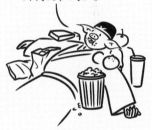

21

4. 压力。人一旦处于高压状态，交感神经就会高度兴奋，人的全身心就会处于应急状态，热量也随之过度消耗，尿酸产生更加活跃。

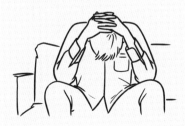

22

另一方面，精神压力的积聚，导致身体功能紊乱，尿酸排泄不能更好完成。

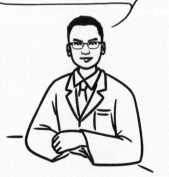

23

如此一来，"双管齐下"，结果你懂的。

尿酸飙升，痛风发作！

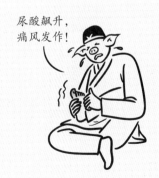

24

5. 性格。痛风特别爱找急性子的人，我通过长期观察，总结出容易患痛风和高尿酸血症的几种性格。

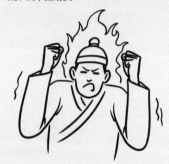

25

1. 凡事都很积极。
2. 在一个团体中喜欢享受领导权。
3. 自我个性鲜明。
4. 喜欢提出自我主张，并希望大家接受。
5. 喜欢钻研自己的业务。
6. 遇到不同观点和不合乎自己的想法时，容易产生攻击性。
7. 责任心强。
8. 能力强。

26

急性子导致的高尿酸血症，也是日积月累导致的。所以，性子急的兄弟，没事儿可以坐下来喝喝茶，享受一下慢生活的乐趣。

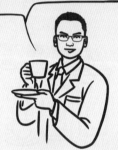

27

其实，工作繁忙、精神压力大、饮食不规律、缺少锻炼，这是一连串的连锁反应，也是咱年轻时候都经历过的事情。

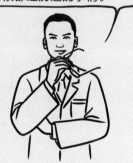

28

合理放松自己、缓解压力、规律饮食、坚持锻炼身体、保持良好体型，你就会发现，不止尿酸下去了，高血压、高血脂、高血糖也没了，你也收获了健康这个最大的财富！

29

明白了，陈医生，我一定要把这篇文章转发出去，让更多的人看到！

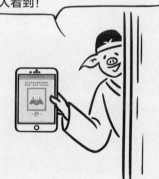

协和医生说

刷牙、漱口、用牙线，你做对了吗

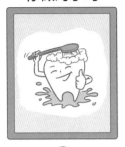

主审：北京协和医院 赵继志
文字：北京协和医院 董海涛

1 完了，我要被家庭暴力了！敏敏最近好奇心起来了，非要我弄懂刷牙、漱口、用牙线里面的学问，要不然就揍我！

2 本是一家人，相煎何太急？这样，咱们请北京协和医院的董海涛医生给大家讲讲刷牙、漱口、用牙线的相关问题吧！

3 口腔是一个有温度、湿度和营养的大环境，同时还有很多有利于细菌微生物生长的微环境。

董海涛 医生

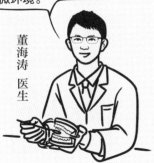

4 在这种环境下，细菌每时每刻都在生长繁殖，最后在牙齿表面形成了一层由细菌组成的生物膜，即牙菌斑。它是引起龋齿和牙周疾病的最主要原因。

牙菌斑

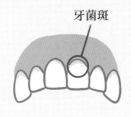

5 而刷牙，就是清除牙菌斑最基本和最主要的方法，刷牙能去除牙菌斑、软垢和食物残渣，保持口腔卫生，维护牙齿和牙周组织健康。

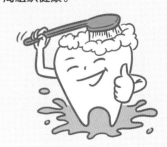

第四章 生活方式与健康

6

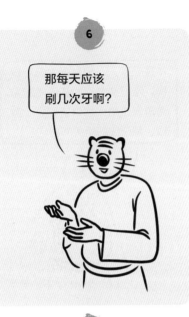

那每天应该刷几次牙啊？

7

每天刷牙 2 ～ 3 次，因为刷牙虽然可以去除牙菌斑，但不能根除，口腔里的余留细菌不断生长繁殖，尤其在夜间入睡后，唾液分泌减少，口腔自洁作用差，细菌更容易生长。

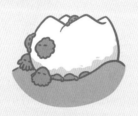

8

刷牙的时间应在餐后 10 ～ 20 分钟，因为食物会在唾液的消化作用下，产生大量的酸性物质，特别是刚食用水果、可乐等酸性食品或饮料后。

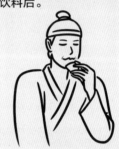

9

酸性物质会破坏牙齿表面坚硬的牙釉质，让其变得松弛，这时候刷牙，牙釉质更易被磨损消耗。

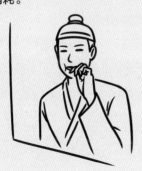

10

那有什么好的刷牙方法呢？

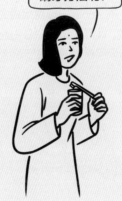

11

我推荐巴氏刷牙法。1. 先将刷头放于后牙牙齿与牙龈交界处，刷毛与牙齿大约呈 45°，轻微加压，前后水平颤动 10 次左右，然后将牙刷向牙面转动，上下拂刷。

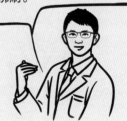

2. 按照上述方法，
每次颤动刷 2 ~ 3 颗牙，
刷牙范围应有重叠。

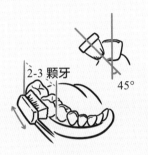

2-3 颗牙 45°

3. 刷上前牙舌面时，将刷头竖放
在牙面上，使前部刷毛接触牙龈边
缘，自上而下拂刷。
刷下前牙舌面时，自下而上拂刷。

自上而下
拂刷

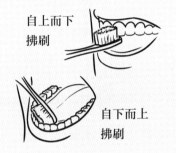

自下而上
拂刷

4. 刷牙齿的咬合面时，刷毛指
向咬合面，稍用力作前后短距
离来回刷。

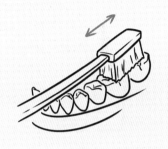

15

那董医生，
什么牙刷最好呢？

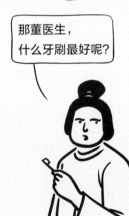

16

1. 刷头小，以便在口腔内转动自
如。2. 刷毛排列合理，一般为
10 ~ 12 束长，3 ~ 4 束宽，各
束之间有一定间距，既有利于有
效清除细菌，又使牙刷本身容易
清洗。

3. 刷毛软硬适度，刷毛长度适
当，刷毛顶端磨圆钝，避免牙
刷对牙齿和牙龈的损伤；
4. 牙刷柄长、宽适中，并具有
防滑设计，使握持方便、感觉
舒适。

握持方便
感觉舒适

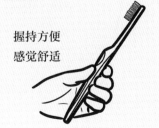

18

而且用完牙刷后要彻底清洗，并尽量将水分甩去，刷头向上放在口杯中，置于通风干燥处。记住每三个月应该更换一次牙刷。

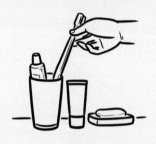

19

那牙膏选用什么样的比较好呢？

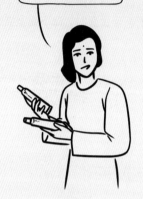

20

推荐含氟牙膏。
不要谈氟色变，
氟化物是目前最有效、最安全的防龋措施。
三岁以上儿童
每次用黄豆粒大小，
成人每次用 0.5 ~ 1cm
的膏体即可。

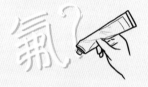

21

不要一直用同一种牙膏，口腔细菌并不傻，总用一种它就有耐药性和抗药性了，你就被细菌套路了。建议每三个月更换牙刷的时候也更换下牙膏。

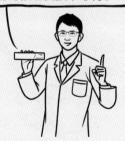

22

那我用漱口水可以代替刷牙吗？

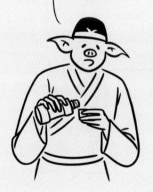

23

不能。
没有任何漱口水可以代替刷牙。饭后漱口要用温的清水，用盐水漱口反倒会让细菌更容易繁殖。另外，医用或药用漱口水一般针对特定人群，千万不可以长期使用哦！

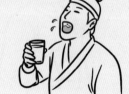

24

那牙签好还是牙线好？

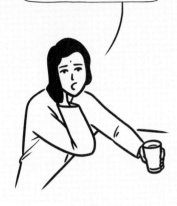

25

那必然是牙线。牙线是用棉、麻、丝、尼龙或涤纶制成，它厚度只有 0.15mm，正常牙齿间缝隙足以让扁平牙线通过，所以不会让牙缝隙扩大。

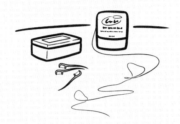

26

牙线不只能剔除牙缝中的食物，还能清除牙齿邻面牙菌斑，一举两得，所以如果可以用牙线，就不要用牙签。

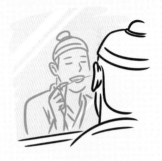

27

可话说回来，我这个乡下人没用过牙线，该怎么使用牙线呢？

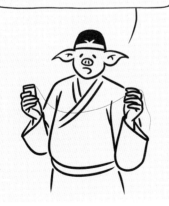

28

首先应拉出长度合适的牙线（20 ~ 40cm），先以双手缠绕牙线两端，固定后以拉锯式运动滑进牙缝中。

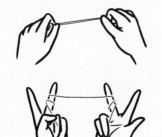

29

向一颗牙的方向拉紧两头，成 C 状，然后上下滑动，从牙龈下面（约 1mm）到牙齿上端，重复 2 ~ 3 次。

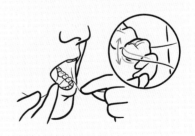

第四章 生活方式与健康

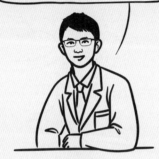

30

对另一颗牙重复。将牙线滑出牙缝，换一段干净的牙线，对下一个牙缝进行操作，直至所有的牙缝都清洁完毕。

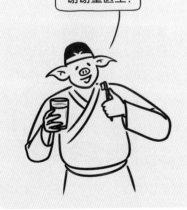

31

明白了，谢谢董医生！

更多详情　请扫二维码

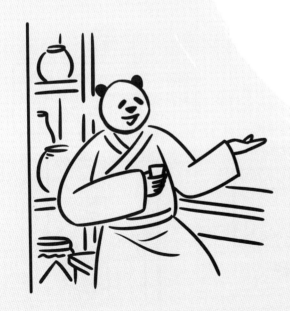

第五章

运动健康与美

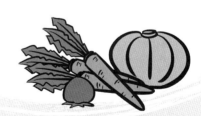

协和医生说

居家运动指南

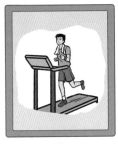

文字：北京协和医院 刘 颖

1

最近天天宅在家，除了吃饭、去厕所，其余时间都"坚定不移"地躺在床上追剧，现在总是脖子疼。

对我来说，床以外的地方就是远方！

茶馆

2

国家卫生健康委号召大家疫情期间尽量不出门，并非让我们久坐不动、久卧不起，其实在家也能运动。北京协和医院物理医学康复科的刘颖副教授是这方面的专家，就请她来讲讲吧。

3

久坐、久卧会增加一些疾病的患病风险，比如颈椎病、腰椎间盘突出症、肥胖症、男性前列腺疾病、女性盆腔疾病、直肠癌等。

刘颖 副教授

4

运动能增强体质，提高免疫力。运动过后人也会神清气爽、心情舒畅，从而远离抑郁症和焦虑症。非常时期，建议大家居家锻炼、科学健身，以积极的心态和方式应对疫情。

身心状况

体质 ↗
抑郁 ↘
焦虑 ↘

5

我最近总是腰酸背痛的，也知道是因为缺乏锻炼。可家里一没器材，二没空间，这怎么运动？

WC

协和医生说2

6

今天就送给大家一个动作"大礼包"，尤其是在家经常刷手机和赖床不起的朋友们，试着做一做，可以防治颈背痛。

竟然可以防治颈背痛，快让我瞧瞧！

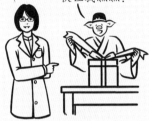

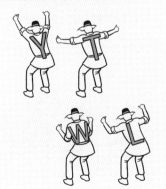

7

1. 颈部后缩：下巴往回收，同时头颈部也水平后缩，保持这个姿势数秒。

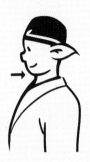

8

2. 立位俯卧撑：双手扶墙，上臂外展 90 度或 45 度，上身前倾，保持数秒。

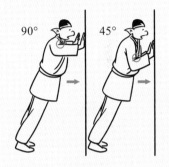

9

3. YTWL 训练：按下图做出 Y、T、W、L 四个字母的姿势，注意两侧肩胛骨向脊柱靠拢。

10

4. 猫咪拱背：吸气时，臀部向上翘起，头前伸，使脊背伸直；呼气的同时，腹部收缩，背部顺势上扬，像猫咪一样弓起背部。

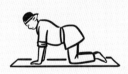

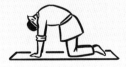

11

5. 太空舞步：仰卧，双膝屈曲90 度，双臂向上伸直，腰部全程贴于地面。缓慢同时移动对侧的腿和手臂，双侧交替。

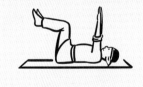

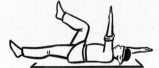

第五章 运动健康与美

6. 桥式运动：按照下图顺序，逐级递增难度，注意保持髋部伸展。

1. 2.
3. 4.

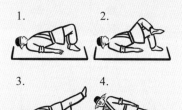

太好了！我这就做起来，再这么躺下去，我都成"废人"了！

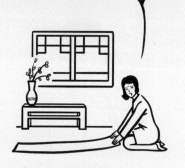

我比芷若的烦恼还多！我是"每逢佳节胖三斤"，更何况今年的大长假，又没有外出燃脂的机会。还望刘医生告知，做什么运动能减肥。

呆呆你又胖了，该减肥了！

单纯通过运动来减肥比较困难，而仅靠节食减肥的话，又不利于健康。只有饮食控制和运动相结合，才能达到科学减重的效果。

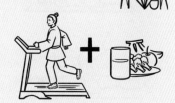

得！看来"迈开腿"的同时必须也要"管住嘴"！

看你以后还敢不敢胡吃海塞！都说要有氧运动，可现在真是不敢去室外做能呼吸到氧气的运动！

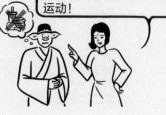

纠正一个误区：有氧运动是指大肌肉群长时间地节律性运动，运动中以有氧代谢为主要的供能方式，并非去室外做呼吸氧气的运动。

有氧运动就是在室外做运动！

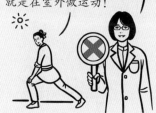

18

步行、跑步、骑单车、游泳等规律的有氧运动，能改善心肺耐力。如果家附近有开阔且人少的区域，或者家中有跑步机或椭圆机等，就可以进行有氧运动。

买个跑步机在家做有氧运动。

买个椭圆机也行！

19

有氧运动可在自觉稍感费力的强度范围内进行。每次 20 ~ 30 分钟，每周 3 ~ 5 次。

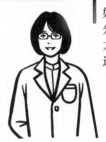

合理有氧运动建议

如果能够进行每周 150 ~ 300 分钟的中等强度运动（稍感费力）或 75 ~ 150 分钟的高强度运动（费力）更好。

20

此外，在家还可以进行肌力训练，增加肌肉含量，改善运动能力。比如翘臀训练：取俯卧或侧卧位，直腿抬高，锻炼臀部的肌肉力量；也可在立位下，借助弹力带进行抗阻肌力训练。

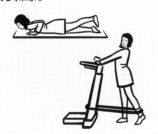

21

以上每个动作持续 6 ~ 8 秒，重复 8 ~ 10 个动作为 1 组，每次 2 ~ 3 组，每周 2 ~ 3 次。两次肌力训练间隔 48 小时。

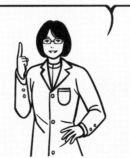

22

太好了！从今天开始我要变身"运动达人"！

我也要改掉"每日长卧不起"的状态啦！

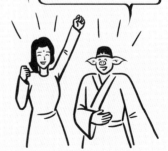

第五章

运动健康与美

23

运动是把双刃剑，既可治病，也可致病。之前没有锻炼习惯的朋友，一定要循序渐进地进行，切不可因运动过量或盲目模仿他人，导致运动损伤。有条件的话，在专业人员的评估和指导下进行锻炼更好。

身体好痛！　　你运动过度啦！

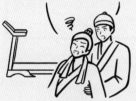

24

知道了，谢谢刘医生！希望大家振奋精神、科学健身、共克时艰！

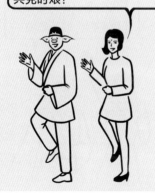

更多详情　请扫二维码

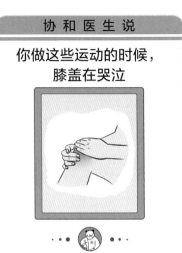

协和医生说

你做这些运动的时候，膝盖在哭泣

文字：北京协和医院 翁习生

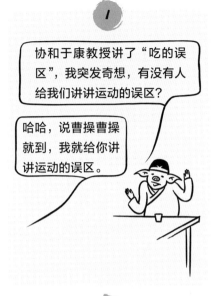

1

协和于康教授讲了"吃的误区"，我突发奇想，有没有人给我们讲讲运动的误区？

哈哈，说曹操曹操就到，我就给你讲讲运动的误区。

2

哎呀，这不是北京协和医院骨科的翁习生教授吗？请坐，喝点花草茶！

3

好！今儿咱就讲讲，哪些运动伤膝盖！

翁习生 教授

4

第一个，就是爬山。拿我的病人王大妈举例，王大妈步入中年，身体有些发胖，她为了保持身材，就选择了一项运动：晴天爬山，下雨天爬楼梯。

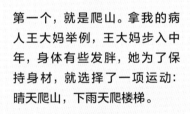

5

结果刚过一个月，她就感觉膝盖酸痛。最近两个月，她两个膝盖越来越疼，上下楼尤其疼痛，特别在下楼梯的时候，双腿直发软。

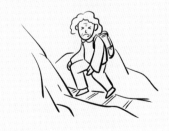

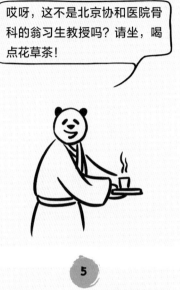

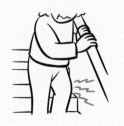

6

到我这一看，好嘛，膝关节骨关节炎。

那王大娘爬个山，膝盖为什么会受伤呢？

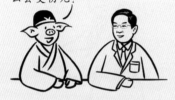

7

因为在上山的时候，膝关节负重是自身体重的 2～4 倍；下山的时候，膝盖承受的重量比上山时还要重。

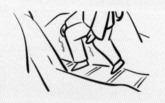

8

打个比方，你下山的时候，好似有一个大锤，实打实、一下一下地往膝盖上砸，这种冲击力对膝盖可以说是毁灭性的损伤。

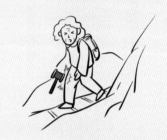

9

可是有些大爷大妈说了，我就喜欢爬山，山上空气新鲜，我该怎么办？

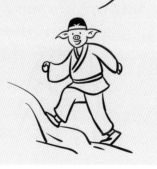

10

有膝关节病变的老年人如果非要爬山，应配一副轻便的越野手杖，以减少行进过程中对膝关节的损伤；至于下山，还是坐缆车吧！

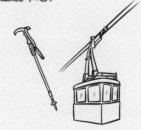

11

那爬楼梯呢？很多人都相信爬楼梯好！

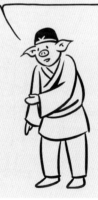

12

与爬山一样，爬楼梯也会对膝盖造成损伤。爬楼梯的时候，膝关节承担的重量是体重的 3～4 倍，按照王大妈 60 公斤体重算，她爬楼梯时，膝盖最多要承受 240 公斤的重量！

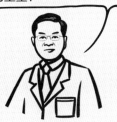

13

所以说，有膝关节病变的老年人，绝对不建议走楼梯，更不能提重物上下楼梯，平时以坐电梯为宜。

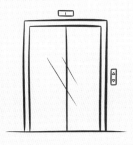

14

那第二个伤膝盖的运动是什么？

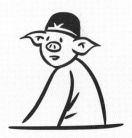

15

第二个伤膝盖的运动，就是太极拳。太极拳是养生保健的好功夫，但是，太极拳有个问题，就是它的技术动作让膝盖始终处于半蹲位的静力支撑状态，而且还要配合扭转动作。

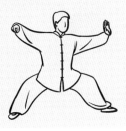

16

这个时候膝关节的稳定性主要靠膝关节周围的肌肉，尤其是股四头肌和髌骨维持，如果长时间过量地锻炼，髌骨关节面就会长时间受到摩擦、挤压、冲撞和捻锉，这会导致髌骨软骨的退化，最终引起关节疼痛。

髌骨

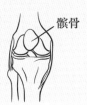

17

可是现在也有很多老年人打太极拳，他们应该怎样安全地练习呢？

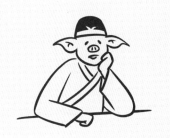

第五章 运动健康与美

18

这个要看自身的实际情况，如果已经出现膝关节痛，就应当适可而止。而且，老人练太极拳动作不必要太标准，毕竟只是活动筋骨，又不参加比赛。

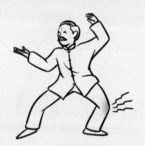

19

听教授这么一说，感觉老年人爬山伤膝盖，练拳伤膝盖，那干脆就不运动，不运动就不会伤膝盖！

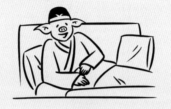

20

你这观点也极端了。随着年龄的增长，膝关节会出现退行性变化，这是自然现象。

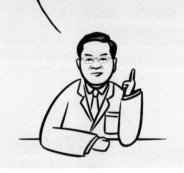

21

而且，老人不运动更容易得骨质疏松和肌肉萎缩，身体也会缺少敏捷性和协调性，容易跌倒并出现骨折。

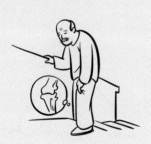

22

所以我个人建议，老年人最好进行对膝关节没有损伤、不增加负担的活动，比如骑自行车、游泳、散步等。

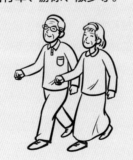

23

其次，要加强股四头肌及膝关节周围肌肉的锻炼。股四头肌的肌力增强，会大大减少膝盖的负担，减轻膝关节疼痛的症状。

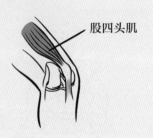

股四头肌

24

最后，一定要控制体重。减肥在膝关节骨关节炎的治疗上起着十分重要的作用，肥胖不只会增加膝关节负重，而且还会引起代谢、姿势、步态和运动习惯的不良改变。

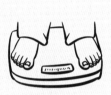

25

如果您在生活中出现了膝盖痛、酸胀、上下楼时腿疼，天气变化时关节不舒服等症状，应马上重视。

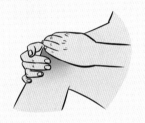

26

这些都是关节病初期的症状，一定要及时到医院治疗。膝关节退变虽然是自然现象，但我们是可以延缓其退变的。

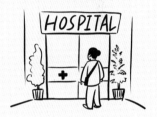

27

明白了，谢谢翁教授！

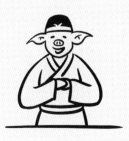

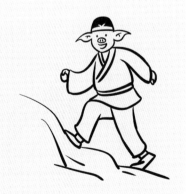

骨质疏松，反复骨折？
协和医生来支招

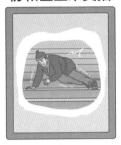

文字：北京协和医院 李 梅

1

芷若，你注意点形象，吃相都和呆呆有得一拼了！

2

我又躺枪了！芷若，这不像你的风格啊，出啥事了？

我妈下楼时摔骨折了，今年都第二次了。伤筋动骨一百天，吃完这口面，我还得赶回家照顾她。

3

芷若，孝心可贵啊！但也得注意，令堂反复骨折很有可能是骨质疏松导致的。北京协和医院内分泌科的李梅教授可是这方面的专家，咱们请她来讲讲吧。

4

我正在分析芷若母亲的病历，确实符合骨质疏松的诊断。

李梅 教授

5

40 岁以后，骨骼中的矿物质和胶原蛋白会逐渐减少，骨骼强度发生改变，导致骨质疏松。同时，肌肉量也在慢慢减少。这些变化导致老年人跌倒后，易引发骨折。

协和
医生说
2

6

而骨质疏松导致的反复骨折，会增加心脑血管并发症、下肢血栓、肺炎、褥疮等疾病的发生风险，造成老年人生活质量下降。

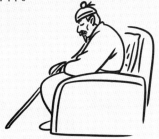

7

我妈平时身体可棒呢，怎么一下就骨质疏松了？

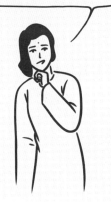

8

骨质疏松是多种因素共同作用的结果，可以简单概括为三个方面。

1. 自身情况，如：年龄老化、绝经、家族史、吸烟、酗酒、过量饮用咖啡或饮料、长期缺乏阳光照射、缺少锻炼等。

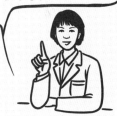

9

2. 影响骨骼健康的疾病，如：糖尿病、类风湿性关节炎等。

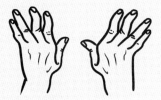

类风湿性关节炎

10

3. 某些口服药也会影响骨骼健康，如：糖皮质激素、甲状腺激素、抗癫痫药物等。

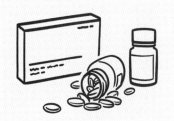

11

原来这才是"罪魁祸首"！请问李教授，骨质疏松该怎么治呢？

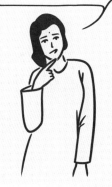

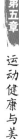

第五章

运动健康与美

12

1. 养成良好的生活方式，比如：多进食牛奶、豆浆等含钙丰富的食物；加强锻炼；接受充足的阳光照射，以促进皮肤合成维生素D；戒烟、限酒等。

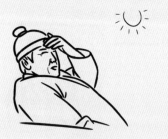

13

2. 积极治疗影响骨骼健康的疾病，减少并发症对骨骼的危害。

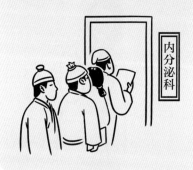

14

3. 在医生的指导下，使用防治骨质疏松的基础药物（如钙剂、维生素D制剂），同时联合使用更强效的抗骨质疏松的药物（如双膦酸盐类、甲状旁腺激素类）。

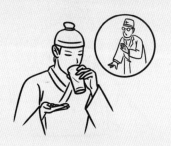

15

那有什么办法能提早发现呢？

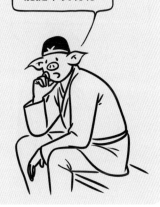

16

当出现以下情况时，就要考虑骨质疏松了。

1. 四肢或腰背疼痛。
2. 身高较年轻时变矮3cm及以上。
3. 出现驼背等骨骼畸形。
4. 轻微外力下就引发骨折等。

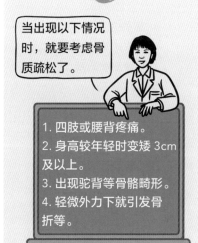

17

若存在上述一项或多项情况，患者应及时前往医院进行骨密度检测。医生还会建议完成必要的血液生化辅助检查，来进一步明确骨骼健康状况。

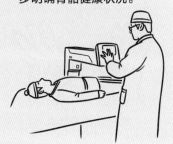

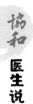

18

一旦确诊骨质疏松，就要减少跌倒、远离骨折。

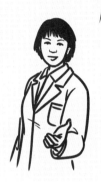

19

还请李教授快快传授预防跌倒的小妙招，我真心害怕老妈再骨折了！

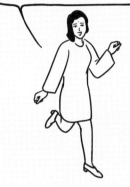

20

从外部环境来讲：湿滑的地面、狭小的活动空间、无扶手的卫生间和浴室、楼梯、拥挤的公共场所、昏暗凌乱的房间等，都会增加跌倒的风险。

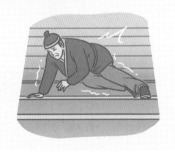

21

先主动做到以下几点：
1. 穿舒适防滑的鞋子。
2. 避免在人群拥挤处或雨雪天活动。

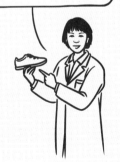

22

3. 上下楼梯时抓紧扶手。
4. 家中盥洗室内安装扶手。
5. 采用防滑地砖。

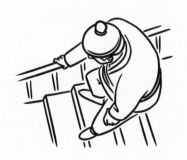

23

6. 定期整理房间。
7. 保持室内明亮。

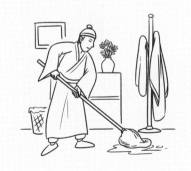

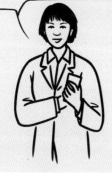

24

从个体来讲：走路看手机，注意力不集中，也是易被忽视的因素。因此，要专心走路，告别手机依赖。

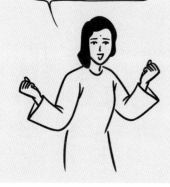

25

谢谢李教授，等我妈妈康复后，我们一起登门道谢！

更多详情　请扫二维码

向生活"低头"？
小心你的颈椎

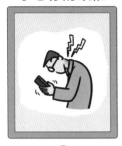

文字：北京协和医院 陈 峰

1

这几天头晕、脖子疼、头皮发紧、四肢无力、浑身发麻。唉，你说我这是咋回事？

我脖子也很僵，腰还疼，好想休息啊！

2

哎呀，那是你脑袋上坐了个小孩！

啥玩意儿？

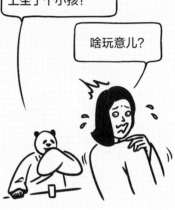

3

芷若，熊猫是在说你颈椎承受的重量！

承受的重量，这怎么讲？

陈峰 医生

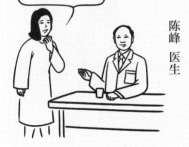

4

人站直的时候，颈部肌肉需要支撑脑袋的重量，相当于一个刚出生的婴儿骑在脖子上。

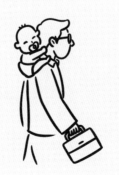

5

办公室伏案工作，相当于一个三岁小朋友骑在脖子上，一骑就是几小时，想想就觉得累。

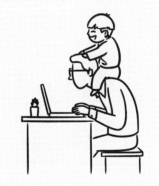

第五章 运动健康与美

6

如果低头盯着
手机和平板电脑不放，
就相当于吊着一个小胖墩。

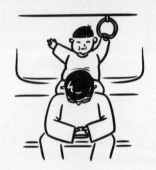

7

这种天天上班忙于工作、
下班接着做低头族的状态，
长此以往，
就会让你的颈椎生理曲度
发生改变，
变得僵直甚至反弓。

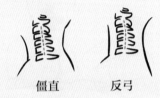

僵直　　　　反弓

8

生理曲度改变之后，会让颈部的
肌肉更加紧张，甚至让颈椎不稳
和滑移，接着椎体和间盘发生各
种退变，压迫神经，那时候你的
颈椎就真的"老"了。

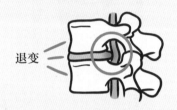

退变

9

颈椎病最常见的症状是脖子和
肩胛区酸痛、头痛、头晕、睡
眠差、记忆力下降。

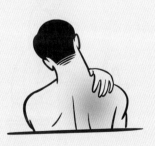

10

如果严重起来，还会手臂麻
木、走路不稳、感觉减退、
肌肉萎缩、大小便困难，让
你的生活质量严重下降！

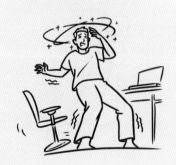

11

医生，你别吓唬我，
我才十八岁，
怎么会有颈椎病？

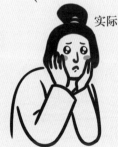

实际年龄 35 岁

12

现在颈椎病正在年轻化，不少小朋友都已经开始出现你们的这些症状了呢！正所谓15岁的年龄，50岁的颈椎！

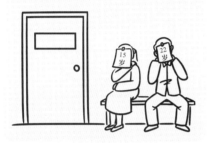

13

啥玩意儿？如果说15岁的小孩就有50岁的颈椎的话，那我们的颈椎岂不是快60岁了！太可怕了！

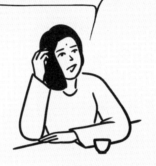

14

所以，每个人要从平日行动起来，保护好自己的颈椎！

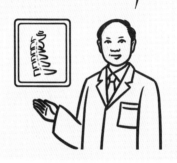

15

那有啥能保护颈椎的办法啊？

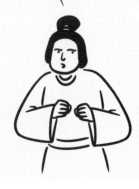

16

现在大家都是"996"，工作起来都很忘我，我这有几个小妙招可以让您忙里偷闲，运动起来。

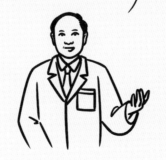

17

1. 屈伸动作。
轻轻低头，慢慢仰头，舒缓我们的肌肉。

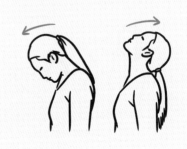

第五章 运动健康与美

2. 耸肩、
缩脖、
活动肩胛。

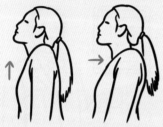

3. 头手对抗。
双手交叉，置于脑后，
头往后，手往前，
头手对抗，坚持 20 秒。

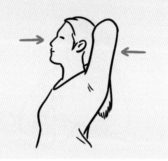

4. 晚上回家，可以"小燕飞"。
这套动作对腰椎和颈椎都有好
处，睡觉前练习起来，第二天
精神百倍！

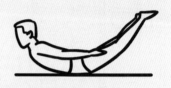

明白了，锻炼起来，
绝不向生活"低头"！

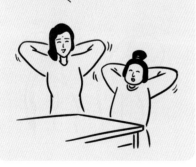

协和
医生说
2

更多详情　请扫二维码

协和医生说

总起痘痘的人一定要注意这几点

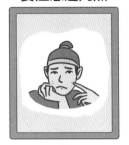

主审：北京协和医院 晋红中
文字：北京协和医院 李思哲

1

最近我同事小丽特别苦恼，脸上的痘痘此起彼伏，你说她都二十多岁了，也过了青春期，咋还总起青春痘呢？

2

芷若，你别说别人，你自己脸上也有个痘痘啊！这样，咱们请北京协和医院的李思哲医生给你讲讲痘痘的相关问题吧！

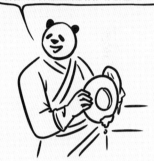

3

首先大家要知道，咱们脸上的粉刺、脓包、青春痘，在医学上统称为寻常痤疮，简称痤疮。

李思哲 医生

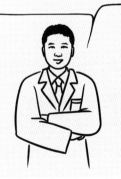

4

按照皮损的外观形态大致可分为 3 个类型，粉刺，包括黑头粉刺和白头粉刺；炎症，包括丘疹和脓疱；还有结节与囊肿。针对不同程度的痤疮，治疗手段也不一样。

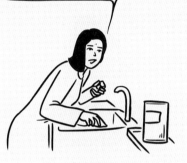

5

我的妈呀，这玩意儿说道还挺多，那李医生您可得仔细讲讲！

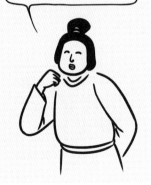

第五章 运动健康与美

233

6

痤疮的发病与皮肤毛囊关系密切。正常情况下，毛囊中的皮脂腺分泌油脂滋润皮肤。在青春期，人体分泌许多激素促进生长，其中某些激素（比如雄激素）还能使毛囊发育。

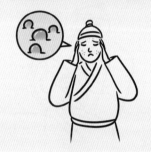

7

毛囊发育了，皮脂腺就增大了，里面皮脂就增多，皮肤就明显出油。

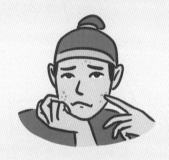

8

另一方面，激素刺激毛囊细胞分裂增加，毛孔内脱落的细胞随着增多的皮脂排出，粘在毛孔上，使局部角化过度，毛孔逐渐堵塞。

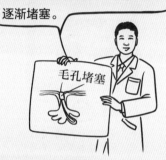

毛孔堵塞

9

最后，这些油脂、脱落细胞就在局部形成一个栓子，将毛孔完全堵住，这就出现了痤疮的第一个改变——肉眼不可见的微粉刺。

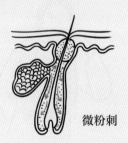

微粉刺

10

可毛孔堵住了，皮脂腺还在照样分泌，又排不出去，这样就形成一个个凸起，就是粉刺。

微粉刺长大了，就成了粉刺，呆呆长大了，就成了八戒

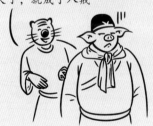

11

一些栓子暴露在空气中，被氧化后变黑，就是黑头；还有一些栓子被表皮包裹着，没有氧化，只有凸起，就是白头粉刺。

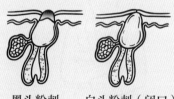

黑头粉刺　　白头粉刺（闭口）

协和医生说 2

12

而这个时候，毛囊内有很多皮脂，营养丰富。痤疮的元凶——痤疮丙酸杆菌一看，好家伙，有这么多吃的，不来白不来啊！

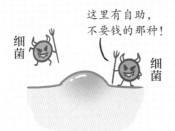

这里有自助，不要钱的那种！

细菌

细菌

13

痤疮丙酸杆菌一来，免疫系统就不干了，立马调集白细胞来消灭他，双方交战，局部皮肤就会出现红、肿、热、痛、痒等症状。

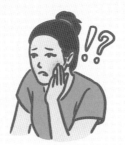

14

刚开始，炎症规模很小，形成的是小范围的脓肿，学名叫丘疹，也就是痘痘；但逐渐白细胞占据了上风，聚集化脓，就是脓疱。

15

如果局部炎症又大又深，就会形成大个头的红肿——结节或囊肿，直径超过 5 ~ 10mm 的炎性皮损形成结节，具有波动感的皮损就是囊肿。

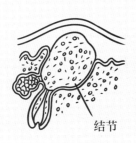

结节

16

那各种类型痤疮，分别该怎么办呢？

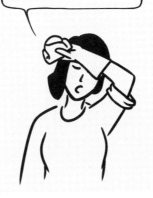

17

首先，无论如何，一个健康的生活方式您都值得拥有！规律的作息、适当的生活压力、均衡的饮食，不仅能帮你减少痤疮的发生，也能有助于您的身体健康。

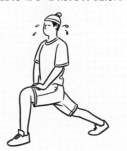

第五章 运动健康与美

其次，恰当的护肤能够为您带来健康的肌肤，减少痤疮发生的概率。

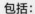

包括：

1. 清洁，使用温和的洁面产品，每天洁面 2 次。
2. 保湿，在洁面后立即使用一些保湿霜滋润皮肤。
3. 防晒，阳光的刺激会加重面部的炎症，并留下色素沉着。

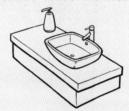

此外，还要注意避免用不正确的方式对待痤疮。不要挑挤粉刺，这有可能会损害皮肤，甚至造成感染。

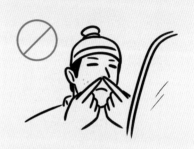

不要过度清洁，即便是油性皮肤，每日 2 次洁面也是适当的；不要使用油基的护肤品，因为会加重痤疮。

过度清洁

对于只有粉刺或伴有几个丘疹、脓疱的痤疮，可以自己尝试使用药物控制。如果情况更严重，则应就医处理。

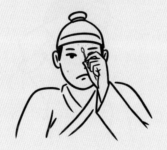

其中，针对粉刺，可以选择含有水杨酸、壬二酸等角质剥脱成分的护肤品，也可以选用维 A 酸类的药品，例如维 A 酸乳膏、阿达帕林凝胶等。

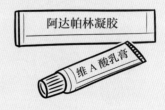

阿达帕林凝胶

维 A 酸乳膏

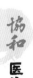

24

针对炎症，可以外用杀菌药膏，例如红霉素软膏、过氧苯甲酰凝胶、克林霉素等。

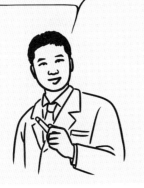

25

使用外用药物时，也有一些注意事项。1. 用药要有耐心，外用药物起效需要一定的时间，杀菌药膏起效时间需要半个月到一个月左右。

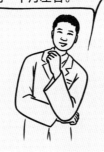

26

抗粉刺药物与产品起效时间则需要 6 ~ 8 周，甚至更长。千万不要使用几天觉得没有效果就不用了。

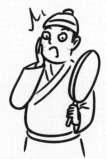

27

2. 各种抗粉刺产品与过氧苯甲酰都具有刺激性，不要同一时间使用。

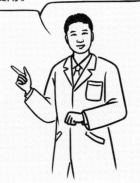

28

3. 同样是因为刺激性问题，在开始使用这些治疗时，先在少许部位尝试。

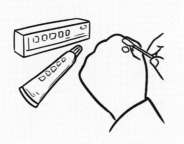

29

如果出现轻微刺激、红斑、脱屑，可以隔日使用，加强保湿霜涂抹，或使用产品数分钟后洗去，如果刺激不能接受，还是应当及时停药，并寻求医生的帮助。

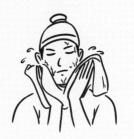

第五章

运动健康与美

30

4. 某些外用药物可能会影响女性妊娠，如果您在备孕阶段，请勿用药。

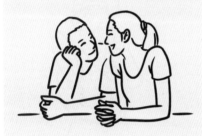

31

最后，如果痤疮出现了结节、囊肿，或者长到了前胸后背，您应当毫不犹豫选择就医。

如果作为一名成年女性，您合并有月经不规律、体毛过多等情况，也请您就医进行正规诊治。

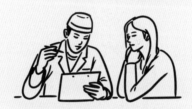

32

明白了，谢谢李医生！

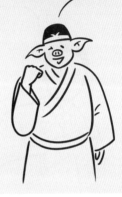

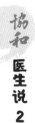

协和医生说2

更多详情 请扫二维码

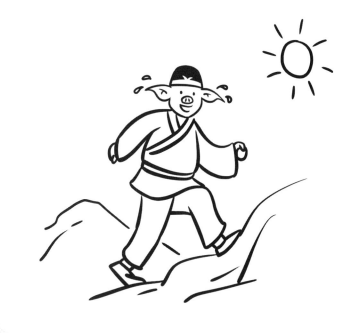

图书在版编目（CIP）数据

协和医生说. 2，坚持做好这些事　健康生活一辈子 /
北京协和医院著 . —北京：人民卫生出版社，2021.4（2024.10重印）
ISBN 978-7-117-30887-8

Ⅰ.①协…　Ⅱ.①北…　Ⅲ.①保健—普及读物　Ⅳ.
①R161-49

中国版本图书馆 CIP 数据核字（2020）第 226995 号

协和医生说 2：坚持做好这些事　健康生活一辈子
Xiehe Yishengshuo 2: Jianchi Zuohao Zhexieshi　Jiankang Shenghuo Yibeizi

策划编辑　周　宁
整体设计　尹　岩
著　　者　北京协和医院
出版发行　人民卫生出版社（中继线 010–59780011）
地　　址　北京市朝阳区潘家园南里 19 号
邮　　编　100021
E － mail　pmph @ pmph.com
购书热线　010-59787592　010-59787584　010-65264830

印　　刷　北京顶佳世纪印刷有限公司
经　　销　新华书店
开　　本　889×1194　1/24　印张：10.5
字　　数　387 千字
版　　次　2021 年 4 月第 1 版
印　　次　2024 年 10 月第 7 次印刷
标准书号　ISBN 978-7-117-30887-8
定　　价　56.00 元

打击盗版举报电话:010-59787491　E-mail:WQ @ pmph.com
质量问题联系电话:010-59787234　E-mail:zhiliang @ pmph.com